DES TROUBLES FONCTIONNELS

consécutifs à

L'AMPUTATION TOTALE DE LA LANGUE

RÉSULTATS DE LA PROTHÈSE LINGUALE

PAR

Le Dr Antoine BEUF

Ancien Externe des Hôpitaux de Lyon.

LYON

ALEXANDRE REY, IMPRIMEUR DE LA FACULTÉ DE MÉDECINE

4, RUE GENTIL, 4

1897

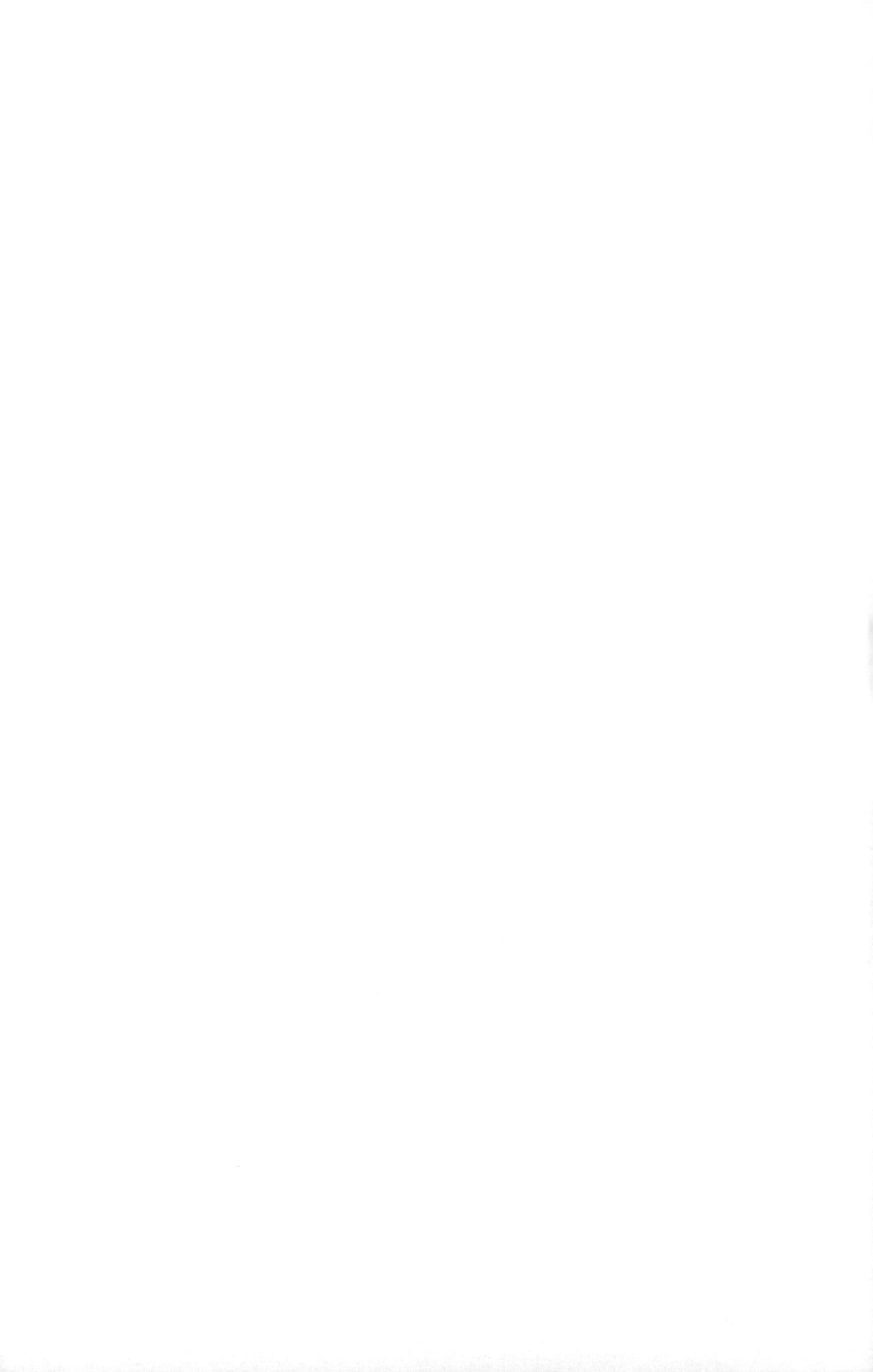

DES TROUBLES FONCTIONNELS

consécutifs à

L'AMPUTATION TOTALE DE LA LANGUE

RÉSULTATS DE LA PROTHÈSE LINGUALE

DES TROUBLES FONCTIONNELS

consécutifs à

L'AMPUTATION TOTALE DE LA LANGUE

RÉSULTATS DE LA PROTHÈSE LINGUALE

PAR

Le Dr Antoine BEUF

Ancien Externe des Hôpitaux de Lyon.

LYON

ALEXANDRE REY, IMPRIMEUR DE LA FACULTÉ DE MÉDECINE

4, RUE GENTIL, 4

—

1897

INTRODUCTION

L'amputation totale de la langue n'est pas une opération fréquente.

Si nous éliminons d'emblée les ablations partielles, dont il ne sera nullement question dans ce travail, les statistiques ne nous donnent pas un chiffre bien élevé d'interventions radicales, du moins jusqu'à une époque assez rapprochée de la nôtre.

La langue, en effet, passa longtemps pour inviolable, et c'est une véritable superstition qui, jusqu'à la fin du moyen âge écarta de cet organe les instruments de la chirurgie. Les sujets privés de langue ne pouvaient, croyait-on, ni parler, ni manger, ni percevoir les saveurs; ils étaient voués à la mort ou à l'existence la plus misérable.

Il fallut le mémoire de Louis (1774) pour faire justice de ces préjugés et de ces erreurs. Mais ce n'est guère qu'à partir de 1850 que les amputations se multiplient. Enfin, de nos jours elles sont entrées pleinement dans le domaine de la chirurgie courante.

Aussi est-il intéressant d'observer quelle est la condition faite aux malades, après une amputation totale de la langue; s'ils perçoivent les saveurs ; comment ils se nourrissent et dans quelle mesure ils conservent la faculté du langage; enfin, par quels moyens artificiels et dans quelles limites on peut leur restituer les fonctions habituelles de l'organe disparu.

Tel est le but de ce travail, et nous croyons que de cette étude ressort la justification de l'amputation totale.

Nous sommes bien loin, d'ailleurs, de revendiquer la priorité à cet égard.

De nombreux opérateurs ont noté les troubles fonctionnels survenus chez leurs amputés de la langue, par exemple Syme, Annandale, Thiéry et d'autres encore, que nous citerons fréquemment dans la suite.

D'autres ont fait de l'étude de ces troubles fonctionnels un chapitre particulier d'un ouvrage général, par exemple Clarke dans son excellent traité des *Maladies de la langue* [1] auquel nous ferons de nombreux emprunts.

Enfin, Ehrmann [2], dans un travail fort bien fait, a réuni les observations connues sur ce sujet, en y ajoutant une observation personnelle, celle d'un malade opéré par Czerny en 1893. Nous ne nous ferons aucun scrupule de

[1] Clarke, *On the Deseases of the tongue*, London, 1873.
[2] Ehrmann, Funktionsstörungen von Geschmacksinn, Sprache, Kau- und Schluckbewegungen nach Total-Exstirpation der Zunge (*Clinique chirurgicale de Czerny*, 1894).

puiser largement dans cet ouvrage, qui a grandement facilité notre tâche.

Elle consiste simplement à joindre aux observations des auteurs le résultat de nos recherches personnelles sur deux malades que M. Vallas a opérés par la méthode trans-hyoïdienne dont il est le promoteur. Nous nous attachons à faire ressortir les avantages que les malades retirent de cette méthode opératoire au point de vue fonctionnel qui nous occupe. Enfin, nous consacrons un chapitre aux résultats de la prothèse linguale, qui n'a encore fait l'objet d'aucun travail d'ensemble de cette nature.

Les premiers essais de ce genre appartiennent en effet à M. le professeur Poncet et à M. Martin ; ils remontent à l'année 1888. A cette époque, M. Poncet, qui avait pratiqué chez trois malades l'amputation totale de la langue par la voie buccale avec ligature préalable des deux linguales, pria M. Martin de remplacer la langue absente par une langue artificielle. Avec son ingéniosité bien connue, M. Martin imagina un appareil prothétique qui fut mis en place chez les trois opérés de M. Poncet, et, dans une leçon faite par ce chirurgien à la Faculté dans le courant de l'été 1888, il montra un des opérés muni d'une langue artificielle, dont il put mettre en valeur les avantages.

Depuis cette première application de prothèse linguale, nous ne connaissons pas d'autres observations semblables

en dehors de celle que nous avons mise récemment à contri-
bution dans le service de M. Vallas.

Au sujet de cette question intéressante, de la prothèse
après l'amputation totale de la langue, nous consacrons
du reste un chapitre spécial où les observations et les
remarques de M. Poncet sont consignées, ainsi que nos
nouvelles observations.

C'est M. le professeur agrégé Vallas, chirurgien de
l'Hôtel-Dieu, qui nous a donné l'idée de ce travail, et c'est
à lui que doivent aller tout d'abord nos remerciements.
Nous avons passé six mois comme externe dans son service
à la Croix-Rousse, et nous conservons un égal souvenir de
ses précieux enseignements cliniques et de la bienveillance
extrême dont il a toujours fait preuve à notre égard.

Nous tenons aussi à remercier publiquement nos autres
maîtres dans les hôpitaux: MM. Aubert et Cordier, chirurgiens de l'Antiquaille; M. le docteur Rabot, médecin
à la Charité, auprès duquel nous avons passé un excellent
semestre dans les salles de diphtérie et fièvres éruptives;
MM. les chirurgiens Jaboulay et Nové-Josserand à la Croix-
Rousse; M. le professeur Bard, à l'hôpital Saint-Pothin.

Nommer ces maîtres éminents, c'est faire leur éloge, et
nous nous plaisons à reconnaître que si nous avons pu
acquérir quelque connaissance de l'art médical, c'est à
eux, c'est à leurs hautes leçons cliniques que nous en
sommes redevables.

M. le Dʳ Drivon, médecin de l'Hôtel-Dieu, dans le service duquel nous avons fait les fonctions d'interne provisoire, voudra bien agréer le témoignage de notre reconnaissance. Nous gardons de lui le souvenir d'un maître aussi cordial et bienveillant avec ses élèves, que savant et plein d'expérience aux lits des malades.

Nous remercions M. le Dʳ Martin, médecin dentiste, pour l'obligeance empressée avec laquelle il a mis à notre disposition ses avis et ses documents, en ce qui concerne la troisième partie de notre thèse.

M. le professeur Poncet nous a fourni une observation des plus intéressantes, et nous a aidé de ses conseils dans la rédaction de notre travail. Il nous fait enfin, en acceptant la présidence de notre thèse, un honneur que nous savons apprécier.

A la liste, forcément écourtée, de ceux qui ont droit à notre reconnaissance, nous devons ajouter le Dʳ Vaffier, de Chânes, dont les conseils éclairés nous ont facilité les débuts dans la carrière.

Au moment d'achever nos études médicales, on nous laissera jeter un coup d'œil de regret sur ces années de médecine qui nous ont paru bien rapides. C'est hier, semble-t-il, que nous débutions à la Faculté, et le calme labeur des derniers examens n'a pas effacé de notre mémoire l'époque plus agitée des premières années où, fier de sa liberté récente, on s'agite, on se révolte, on s'efforce de transformer en émeute un innocent « monôme » et les cours les plus austères en orageuses séances...

Mais il est temps d'aborder notre sujet, et puisque nous voulons parler de gens qui n'ont plus de langue, évitons au moins le reproche d'en avoir trop pour notre compte.

DES TROUBLES FONCTIONNELS

consécutifs à

L'AMPUTATION TOTALE DE LA LANGUE

RÉSULTATS DE LA PROTHÈSE LINGUALE

HISTORIQUE

Les premières amputations de la langue n'ont rien de chirurgical ; elles furent suscitées par le fanatisme religieux, qui vit dans l'extirpation de la langue un nouveau genre de torture. Wöhler en Allemagne, Clarke parmi les auteurs anglais, et chez nous Daniel Mollière, dans les précieuses *Cliniques* que tout le monde a lues, nous ont conservé le souvenir de ces exécutions cruelles.

En 484, six confesseurs chrétiens de Tiposa, colonie maritime de la côte nord de l'Afrique, eurent la langue coupée par ordre d'Hunnéric, roi des Vandales. Mais bientôt plusieurs d'entre eux recommencèrent à parler distinctement, et on les vit poursuivre le cours de leurs prédications : si bien que le fait fut considéré comme un miracle (Gibbon, *Histoire*, ch. XXXIII ; Milman, *la Chrétienté latine*, liv. III, ch. IV).

En 1201, l'évêque de Caithness eut la langue coupée,

pour avoir intercédé auprès d'Harold en faveur de quelques prisonniers *(Lettres d'Innocent III)*.

En France, les ordonnances de saint Louis condamnaient les parjures et les blasphémateurs à avoir la langue coupée avec un fer rouge *(Mémoires de l'Académie roy. de chirur.*, III, p. 364).

De même, en Allemagne, en Italie, en Espagne, on punissait ce genre de criminels en leur coupant le bout de la langue, et le premier temps de l'opération consistait à clouer l'organe coupable sur un tronc d'arbre (Langius de Lemberg).

Le cas du pape Innocent III, cité par Milman, est des plus remarquables. Après l'amputation de la langue, il recouvra la parole, et là encore on vit une marque de la faveur divine.

Pendant les guerres de religion qui désolèrent la France au XVIe siècle, de nombreux protestants eurent la langue coupée : ils invoquaient le ciel aussitôt après leur supplice. Et même, dans un cas, les martyrs parlaient si distinctement, que le bourreau fut accusé d'avoir simulé l'exécution (Twisleton).

John Malcolm, chargé d'une mission spéciale en Perse par la Compagnie des Indes orientales, fait allusion à des faits semblables. Il rapporte entre autres l'histoire d'un vieillard nommé Zal Khan, à qui Mahomed Khan fit arracher les yeux et ensuite couper la langue. Mais elle le fut imparfaitement, si bien que le malheureux, plus gêné que servi par ce tronçon, se le fit enlever, et dès lors il put parler distinctement. De là cette croyance, universellement répandue en Perse, qu'on parle mieux après l'ablation totale qu'après l'ablation partielle de la langue.

Comment cette erreur a-t-elle pu s'accréditer? Clarke en voit la cause dans le choc nerveux, qui privait les victimes de la parole, même quand l'amputation n'avait pas été complète. A l'appui de cette opinion, il rappelle l'histoire du paysan d'Ambroise Paré : « Il ne parlait que lorsqu'il était en compagnie et en train de boire, alors les mots sortaient sans peine, en dépit de sa triste préoccupation. Lui-même attribuait ce fait à l'usage de l'écuelle dont il se servait pour boire; si bien qu'il portait constamment avec lui cette écuelle, et l'approchait de sa bouche dès qu'il voulait parler[1]. »

L'influence de l'hystéro-traumatisme est encore plus manifeste dans le fait suivant raconté par Tulpius, médecin d'Amsterdam (1593-1674) : Un jeune homme, passager d'un navire qui faisait voile pour l'Italie, fut pris par les pirates, et, sur son refus de se convertir à Mahomet, on lui coupa la langue. Il fut trois ans muet, mais recouvra soudain la parole, une nuit d'orage qu'il fut terrifié par un éclair éblouissant, suivi d'un violent coup de tonnerre[2].

Dans nombre de cas, où l'absence de la langue tenait à une autre cause, on fit des constatations nouvelles.

Par exemple, dans l'observation bien connue, due à Jussieu, d'une absence congénitale de la langue chez une jeune Portugaise.

« Quand je la vis, elle était âgée de quinze ans; en lui faisant ouvrir la bouche, on n'apercevait pas de langue, mais seulement un petit mamelon, haut de trois ou quatre

[1] Clarke, *op. cit.*
[2] Clarke, *op. cit.*

lignes; il m'eut peut-être échappé, si je n'avais reconnu son existence au moyen du toucher...

« Cependant, la parole était très claire, il fallait être prévenu pour y trouver quelque chose d'anormal. Je remarquai pourtant que les lettres C, F, G, L, N, R, S, T, X, Z, étaient moins distinctement prononcées que les autres...

« Le goût était presque aussi parfait que chez nous, ce que je reconnus au plaisir que la jeune fille éprouvait à manger des friandises.

« La mastication était plus difficile, le rudiment de langue étant insuffisant pour pousser les aliments à gauche et à droite entre les mâchoires. Elle s'efforçait d'y suppléer, soit au moyen de ses doigts, soit grâce aux mouvements du maxillaire inférieur, qu'elle avançait et reculait alternativement.

« Mais où ses doigts lui rendaient les plus grands services, c'était dans la déglutition des solides, où la langue est si utile, surtout quand ils sont durs et très secs...

« Pour les liquides, elle en prenait d'un coup dans sa bouche un peu moins qu'une autre personne, et inclinait un peu la tête en avalant.

« Circonstance à noter : pendant son allaitement, elle ne pouvait sucer le lait à la manière ordinaire, la langue étant indispensable pour recueillir le liquide et le conduire au gosier. Sa mère le comprit, et elle avait l'habitude de se comprimer le sein, projetant ainsi le lait dans la bouche de l'enfant pendant que celle-ci tenait le mamelon serré entre ses lèvres [1]. »

[1] Jussieu, *Hist. Acad. roy. méd.*, Paris, 1718. — Wanley, *Merveilles du petit monde*, édit. 1800, cités par Clarke.

Rolland, médecin à la cour de France, vers 1630, raconte qu'un enfant de huit à neuf ans avait perdu presque toute sa langue à la suite de la petite vérole ; cependant il parlait intelligiblement et pouvait distinguer les saveurs ordinaires.

Plus fameux encore est le cas de Margaret Cutting, raconté par Boddington[1], rapporté à la Société royale en 1842 et 1847, et reproduit par Clarke.

Margaret Cutting aurait été atteinte à l'âge de quatre ans d'un cancer de la langue (? !) qui avait rongé jusqu'à la base. Un jour que son médecin, le D' Scotchmore, lui faisait un lavage, la langue tomba dans un plat ; et pourtant, à la surprise générale, l'enfant se mit à parler et dit à sa mère : « Ne vous effrayez pas, maman, ma langue repoussera » !

A l'examen de la bouche, il ne restait pas trace de la langue ; la luette aussi faisait défaut.

L'enfant avalait les liquides et les solides aussi bien que qui que ce fût. Elle parlait aussi couramment (fluently) qu'aucune autre, sauf qu'elle dénaturait légèrement certaines syllabes, mais encore fallait-il faire attention pour s'en apercevoir. Elle chantait très bien et distinguait aisément les plus légères différences entre les saveurs.

Ce cas nous dispense de rapporter en détail les cas semblables de Saulquin[2], de Bonami[3], d'Aurran. Ces trois

<hr>

[1] Boddington, An account of Marg. Cutt., etc. (*Philosophical transaction*, London, 1732-1744). — Clarke, *op. cit.*

[2] Saulquin, Observations singulières sur une fille sans langue qui parle, etc. (*Journal de méd. chir., pharm.,* etc., Paris, 1764).

[3] Bonami, Sur une fille sans langue qui parle, etc. (*Journal de méd. pharm.,* etc., Paris, 1765).

observations ont encore trait à des femmes ; aussi, Aurran[1] ne résiste pas à la tentation d'aiguiser l'épigramme, et sa thèse se termine ainsi :

« Rien d'étrange qu'une femme privée de langue continue à parler ; ce qui serait étrange, c'est qu'une femme pourvue de sa langue pût garder le silence[2]. »

Avec le mémoire de Louis[3] (1774), nous entrons dans une ère toute nouvelle, et c'est lui qui, s'appuyant sur Verdier, membre de l'Académie, fit adopter l'amputation chirurgicale de la langue. La première fut faite, d'après Louis, par un nommé Pimpernelle (mort en 1658), et d'après Wölfler, par Pétrus de Marchetti, professeur à Padoue, vers 1664.

Après Louis, différents chirurgiens se sont occupés de la question.

Nunneley[4], vers 1860, énumère les raisons qui font de l'amputation de la langue une opération rare. Ce sont : la difficulté d'atteindre la langue ; la difficulté de l'hémostase ; la récidive en cas de cancer ; la perte du goût et la difficulté de la déglutition, qui abrègent la vie du malade, sans compter la difficulté de la parole, qui rend son existence peu enviable.

En dépit de ces inconvénients, depuis 1850 les opérations se multiplient. Schläpfer[5], à la fin de son travail sur

---

[1] Aurran, *Elinguis feminæ loquela*, Argentina, 1766, cité par Thiéry et Schläpfer.

[2] *Non mirum elinguis mulier quod verba loquatur, mirum cum linguâ quod taceat mulier.*

[3] *Mém. de l'Acad. roy. de chir.*, t. V, Paris, 1774.

[4] Nunneley, *British med. journ.*, 1860.

[5] Schläpfer, *Ueber die vollstandige Exstirpation der Zunge*, inaug. Dissert., Zurich, 1878.

l'extirpation totale de la langue, en cite déjà cinquante cas entre 1850 et 1876. On en pourrait tirer quelques remarques sur les troubles fonctionnels consécutifs à l'opération; mais ces renseignements seraient peu précis, parce que les malades n'ont pas été étudiés spécialement à ce point de vue.

Plus précieuses sont les observations de Syme, Annandale, Thiéry et autres auteurs citées par Ehrmann, et celle d'Ehrmann lui-même.

La première partie de notre travail sera donc une revue des observations tirées de la littérature médicale, dont nous nous proposons d'extraire ce qui se rapporte : 1° au goût; 2° à la mastication et à la déglutition; 3° à la parole.

La deuxième partie comprendra l'exposé de nos observations personnelles.

Enfin, une troisième partie sera consacrée à la prothèse linguale.

CHAPITRE PREMIER

OBSERVATIONS TIRÉES DE LA LITTÉRATURE MÉDICALE

ARTICLE PREMIER. — Le Goût.

Nous ne saurions noter les troubles produits dans la gustation par l'amputation de la langue, sans rappeler quelques notions sur le rôle de la langue dans la perception des saveurs.

On n'est pas d'accord sur l'étendue de la région où siége le goût. D'après Thiéry, « depuis les lèvres jusqu'à l'estomac il n'est pas une partie des tissus à laquelle la faculté du goût n'ait été attribuée par tel ou tel physiologiste. Et la découverte des corpuscules gustatifs, décrits par Lowen et Schwalbe, n'a pas tranché la question : en effet, il n'est pas sûr que ces corpuscules soient les souls organes du goût, et il n'est pas prouvé davantage que le goût existe partout où on les rencontre ».

En tout cas, il n'est pas douteux qu'ils jouent dans la gustation un rôle important; et dès lors peuvent être considérés comme étant le siége principal du goût :

1° La base de la langue ;

2° La pointe ;

3° Les parties latérales du voile du palais et les piliers

antérieurs (Müller, Schirmer, Drielsma) ainsi que la face interne de l'épiglotte (Michelson et Langendorff);

4° Le palais, dans une très faible mesure.

Il n'est donc pas étonnant que l'amputation totale de la langue ne supprime pas le goût d'une manière complète, ainsi que nous allons en avoir la preuve.

OBSERVATIONS

I. Cas de Syme (*Lancet*, vol. I, 1865).

Homme de cinquante-deux ans, opéré en 1864 pour un cancer de la langue, par la méthode de Syme modifiée (section médiane du maxillaire inférieur).

Annandale examine le malade, et fait les constatations suivantes :

Le goût est détruit en grande partie. Pourtant, le patient est en état de distinguer les aliments doux ou amers, la bonne bière de la mauvaise, et différentes espèces de gibier. Le siège du goût réside quelque part dans la gorge, car il ne se produit aucune sensation gustative avant le moment de la déglutition.

De plus, Annandale fait les expériences suivantes :

a) Une solution de sel très forte est appliquée, avec une brosse en poils de chameau, sur les piliers, le voile, le plancher buccal et les lèvres, ainsi que sur la face interne des joues. Le patient s'aperçoit « qu'il a quelque chose dans la bouche, mais il ne peut dire ce que c'est ».

b) On place sur le plancher buccal un peu de sucre en poudre, qu'on étend dans la bouche au bout de quelques secondes. Le patient ne perçoit aucune saveur. On lui donne alors un peu d'eau qui dissout le sucre et qu'il avale ; il perçoit la saveur sucrée.

c) Le sel donne des résultats identiques.

La récidive, dans ce cas, s'est produite au bout de deux ans.

II. Cas de Rose (cité par Schläpfer, *l. c.*).

Homme de cinquante et un ans, atteint depuis sept ou huit mois d'un cancer de la langue, qui s'est ulcéré et a envahi toute la moitié droite de l'organe.

Opération en juin 1875, au moyen de l'écraseur linéaire après incision de la joue.

Récidive au neuvième mois, suivie de mort au vingtième mois après l'opération.

Le 1er examen fut pratiqué le 9 juillet, et le goût fut exploré au moyen des solutions suivantes :

Solution de NaCl.

— d'acide phosphorique.

— de quinine à 10 0/0,

appliquées avec un pinceau dans la cicatrice. Le patient reconnut les deux premières solutions; pour la troisième, il crut d'abord qu'elle était douce, mais après avoir dégluti, il s'écria : « C'est amer, c'est amer ! »

Un deuxième examen eut lieu le 25 septembre 1876.

Rien n'est changé au point de vue du goût ; le malade peut reconnaître les aliments et distinguer ceux qui ont de la saveur de ceux qui n'en ont pas. On remarque que sur les parties latérales du moignon, près des piliers, le goût existe, et particulièrement à gauche, où l'on aperçoit des papilles caliciformes.

III. Cas d'Annandale (*British med. Journ.*, London, 1875, i, 834).

Homme de trente-cinq ans, malade depuis neuf mois, récidive douze mois après l'opération (section médiane du maxillaire inférieur).

L'examen fonctionnel est pratiqué par M. Kendrick, qui signale les résultats suivants :

a) La sensibilité générale est explorée au moyen d'un petit compas à pointes d'ivoire aiguës, dont l'écartement, gradué par demi-millimètres, est commandé par une vis. La sensibilité est normale sur les lèvres, les joues, les gencives, le palais et le plancher; mais au niveau de la cicatrice, la sensibilité est exagérée.

b) On étudie le goût de la façon suivante ; de petits corps sapides sont déposés dans la bouche, et on note le temps qui s'écoule entre l'application et la perception des saveurs. Les substances étaient insufflées par de petits tubes d'un calibre de 2 millimètres, de sorte qu'il était facile de limiter exactement le point d'application.

On expérimenta :

1° Le doux ;

2° L'amer ;

3° Le salé ;

4° L'alcalin ;

5° L'aigre ;

6° L'astringent ;

7° Le brûlant.

Cette classification est celle de Bain et paraît être complète.

Chaque application fut répétée trois fois ; après chaque essai on faisait laver la bouche. Enfin le patient avait un bandeau sur les yeux.

Les résultats sont consignés dans le tableau (voyez page 22).

On remarquera que les substances solubles étaient mieux perçues que les autres; toutes les sensations gustatives étaient conservées, il fallait seulement un peu de temps et d'hésitation.

Ici, les substances agissaient sur les terminaisons du glosso-pharyngien. On ne put apercevoir aucune papille caliciforme.

Le malade distinguait les saveurs agréables et les saveurs désagréables.

SAVEURS	SUBSTANCES	RÉSULTAT
1° Douces . .	Sucre	Reconnu presque aussitôt.
—	Miel	— après 30 secondes.
—	Hyposulfite d'argent	— immédiatement.
2° Amères . .	Coloquinte en poudre	— après 1 m. 1/2.
—	Sulfate de quinine.	— presque aussitôt.
—	Strychnine. . . .	— en 10 secondes.
3° Salées . .	Chlorure de sodium	Effet douteux, d'abord doux, puis pénétrant.
—	Sulfate de magnésie.	D'abord amer, « n'est pas comme le précédent ».
—	Sulfate de soude. .	Amer et pénétrant.
4° Alcalines .	Potasse liquide . .	Très douteux ; doux, aigre et enfin amer.
—	Carbon. de potasse.	Aussitôt perçu ; pénétrant.
5° Aigres. . .	Acide acétiq. faible	Vite perçu, pénétrant, douloureux.
—	Eau régale faible. .	Vite perçu : ni l'un ni l'autre ne paraissent aigres.
6° Astringentes	Alun.	Doux et sec.
—	Tanin	Sec.
7° Brulantes .	Eau-de-vie. . . .	Donne l'impression d'un acide.
—	Moutarde. . . .	Douleur pénétrante, pas de saveur déterminée.
—	Poudre de Curry. .	Au bout de 1 m. 1/2, impression douloureuse et brûlante.

IV. Cas de Thiéry (*Arch. für klin. Chirurg.*, XXXII, p. 421).

Les expériences faites sur les lèvres, les gencives, les joues et le palais sont négatives. Tout ce qui suit se rapporte donc au voile du palais avec la luette et aux piliers avec les amygdales.

J. Diehle, quarante-deux ans ; carcinome de la moitié droite de la langue, allant de la pointe de la langue à la base de l'épiglotte.

Opéré par Tradelenburg. Ligature préventive des deux linguales. Méthode buccale.

Procédés d'étude. — Pour les liquides on fait usage du compte-gouttes et, pour les solides, on emploie une petite cuiller ou une pincette.

On attendait assez longtemps la sensation.

Après chaque essai, lavage buccal avec une solution de chlo-rate de potasse.

Voir les résultats dans le tableau des pages 24 et 25.

Thiéry appelle *temps de réaction* le temps qui s'écoule entre l'application de la substance et la perception de la saveur.

Ce tableau montre que, chez ce malade, le voile du palais et les piliers sont sûrement sensibles aux saveurs ; mais Thiéry ne se croit pas le droit de généraliser et de dire qu'il en est de même dans tous les cas.

Il cite Daniels[1] qui, s'appuyant sur ses propres essais, tient également le voile pour sensible au goût, sauf sur les bords. Le nerf serait le glosso-pharyngien et non le trijumeau, bien que le fait soit controversé.

V. CAS D'EHRMANN *(loc. cit.)*.

Le malade est un homme de quarante-neuf ans, atteint d'un carcinome de la partie postérieure gauche de la langue, avec envahissement des ganglions correspondants.

Ce malade fut opéré par Czerny, le 21 juin 1893. Incision commissurale de la joue, s'étendant jusqu'à la dernière molaire, pour descendre de là sur le maxillaire, et se terminer en avant du sterno-cléido-mastoïdien, à la hauteur du cartilage thyroïde.

Après section du maxillaire à la scie et ablation des ganglions lymphatiques et de la glande sous-maxillaire, on divisa la racine de la langue au niveau de son attache pharyngée et on enleva l'or-

[1] *Gustus organi novissimè detecti prodromus* (th. Mogontiæ, 1790).

SUBSTANCES EMPLOYÉES	LEUR QUALITÉ (d'après Thiéry).	EFFETS SUR LE VOILE ET LA LUETTE (entre parenthèses pour la luette).	TEMPS DE RÉACTION	EFFET SUR LES PILIERS ET AMYGDALES	TEMPS DE RÉACTION
CHLORURE DE SODIUM.	Salé	En cristaux : manifestement salé liquide — (moins évident).	5 secondes. 2 —	Id. Id.	Id. Id.
ACIDE MURIATIQUE	Fortement aigre.	Aigre (aigrelet)	Presque aucun	Id.	Id.
CHLORATE DE POTASSE.	Salé rafraîchissant	En cristaux : faiblement salé Dissout : au 1/100, rien (— au 1/50 : faiblement salé)	30 secondes Aucun	Id.	Id.
ACIDE SALICYLIQUE	Aigre-douceâtre.	Sel : ce n'est pas amer. Solution : 1/600 : c'est de l'eau. (— 1/1000 plus manifestement amer).	1 minute 5 secondes.	Sel : faiblement amer, Solut. 1/000, manifestement amer	A peu près id.
SULFATE DE QUININE.	Très amer	1/800 : amer 1/1000 d'alcool : amer, un peu douloureux. (toutes deux douloureuses et amères).	Peu de secondes.	Moins sensibles.	Plus long qu'au voile. —
GLYCÉRINE.	Purement doux	Eau sucrée (id.).	Presque nul	Douceâtre	Presque nul.
PIPERMINT.	Brûlant, rafraîchissant.	Douloureux, rafraîchissant	Nul.	Moins douloureux	Nul.
SUCRE	Doux	Doux.	Nul.	Doux	Nul.
ESPRIT DE VIN.	Brûlant	Très brûlant (croit que c'est de l'eau-de-vie)	Nul.	Brûlant	Nul.
EXTRAIT D'ALOÈS.	Très amer.	Amer, même fortement dilué (plus amer encore).	Nul.	Moins amer	Nul.
CRÉOSOTE PURE	Brûlant, répugnant.	En solution, brûlant mais sans dégoût.	Court	Id.	Id.
VINAIGRE	Aigre	Suivant concentration plus ou moins aigre. (moins aigre).	Plus ou moins suivant la concentration.	Id.	Plus long.
ACIDE TANNIQUE	Fortement astringent	Poudre : amer et astringent. Dilué : 1/10 d'eau, — (amer)	5 secondes.	Un peu amer	Id. Nul.
SULFATE DE POTASSE.	Salé, amer	Cristaux : désagréable, amer Solution au 1/10, fortement amer. (encore plus amer)	Plusieurs secondes	Id. Id.	Id. Id.
SALPÊTRE	Rafraîchissant, salé.	Sel : salé. Solution 1/10 d'eau : salé et rafraîchissant. (id.)	Peu de secondes Plus long.	Faiblement salé. Salé et rafraîchissant.	Aucun. Aucun.
NITRATE DE SOUDE	Légèrement salé.	Sel : faiblement salé Solution au 1/10 : plus salé (faiblement salé)	Aucun	Faiblement salé	Aucun.
CARB. DE SOUDE PUR.	Alcalin.	Sel : rien. Solution 20/100, fade (id.)	Plusieurs secondes	Douleux.	

gane entier. La paroi antérieure du pharynx fut ensuite fixée par quelques points de suture à la partie conservée des piliers droits du voile du palais. A gauche, on dut renoncer à la suture.

Suites opératoires simples :

Le premier examen fonctionnel fut fait par Ehrmann, le 14 juillet 1893; il fit relativement au goût les constatations suivantes :

Premier examen, 14 juillet 1893. — On se sert de pinceaux en poils fins et longs et de substances finement pulvérisées; on protège les parties non soumises à l'expérience du moment.

1° *Lèvre inférieure :*

a) Aigre. Acide acétique dilué : pas de saveur; odeur fugitive.

b) Salé. — NaCl pulvérisé : aucune impression.

c) Amer. — Poudre et solutions légères de quinine : rien.

d) Sucré. — Sucre : rien.

2° *Lèvre supérieure.* — Mêmes résultats, sauf que l'acétone donne un goût légèrement aigre avec de l'odeur, et le NaCl en solution, la sensation de quelque chose d'humide.

3° *Gencives.* — Tout est négatif, sauf l'acétone, qui est aigre et qui brûle; mais le malade fait la même remarque pour l'air qui traverse la bouche et arrive à l'orifice postérieur des fosses nasales (on a donc affaire à une odeur plutôt qu'à une saveur).

4° *Joues.* — Tout est négatif.

5° *Palais.* — Tout est négatif.

6° *Voile du palais.*

a) NaCl (en poudre et en solution) : rien.

b) Sucre blanc en poudre et en solution : un peu douceâtre, mais après quelques secondes seulement.

c) Sel amer : le malade perçoit quelque chose qu'il ne peut défi-nir. Près du voile, l'impression est plus faible que vers les piliers et les amygdales.

d) Acide acétique : un peu aigre, immédiatement.

7° *Plancher de la bouche.* — Tout est négatif.

Lettre du malade, le 10 août 1893 :

« ... Le goût reste assez sensiblement le même. Je sens, en réalité, tout ce que je mange, mais seulement à l'arrière-bouche. »

Deuxième examen, le 18 septembre 1893. — Ehrmann va voir le malade à Kaiserslautern. Il avait déjà repris son métier de coiffeur.

La méthode employée pour l'examen du goût fut la même que la première fois :

1° L'examen des lèvres et des gencives, de la muqueuse de la joue, du plancher et du palais, donne des résultats négatifs.

2° Au voile du palais (y compris la paroi postérieure du gosier, la luette et les piliers), on obtient les résultats suivants :

SUBSTANCES	TEMPS DE RÉACTION	IMPRESSIONS
AMÈRES. Poudre de chlorhydrate de quinine	7 secondes . .	Comme du sel, un peu salé, pas du tout amer.
Solution faible de quinine. au pinceau . . .	Nul	Goût amer, mais seulement au fond, pas en avant.
en gargarisme . .	Nul	Pas de goût particulier.
Douces. Sucre blanc en poudre. au pinceau	Nul	C'est doux, mais tout au fond.
en gargarisme . .	Nul	En haut et en avant, rien.
AIGRES. HCl dilué .	Nul	C'est du vinaigre.
SALÉES. NaCl en poudre. au pinceau	. . . .	Rien ; « je crois que l'épreuve
en gargarisme . .	. . . .	précédente m'a gâté le goût».

Ehrmann fait encore les observations suivantes :

1. En mangeant, le malade ne sent rien ans la partie antérieure de la bouche ; il distingue simplement le chaud, le froid, etc...

2. Il ne peut pas boire de café sans sucre.

3. C'est seulement quand il avale qu'il a la perception du goût.

4. Si la soupe n'est pas salée, il le remarque aussitôt.

5. Il ne mange pas ce qui est aigre.

6. Il ne trouve pas à la bière le goût de la bière, mais une saveur un peu brûlante.

Telles sont les modifications du goût notées par les auteurs après l'amputation totale de la langue. Voyons le résultat de leurs recherches en ce qui concerne la deuxième fonction de cet organe.

Article 2. — Mastication et déglutition.

Sans vouloir entrer dans des détails purement physiologiques, nous devons rappeler brièvement quelques notions indispensables :

La langue ramène constamment sous les arcades dentaires les aliments qui s'échappent en dedans et en dehors.

Une fois triturés, elle les rassemble et en forme une masse molle, imprégnée de salive, le bol alimentaire.

En pressant le bol alimentaire contre la voûte palatine, elle le fait glisser vers le pharynx où il est soumis à l'action successive des trois constricteurs qui le poussent en avant.

En effet, il ne peut rétrograder dans la cavité buccale, parce que les piliers antérieurs du voile du palais (qui renferment les muscles palato-glosses) se rapprochent l'un de l'autre et de la base de la langue qui vient à leur rencontre.

Il ne saurait s'engager dans l'orifice du naso-pharynx, car le constricteur supérieur soulève en forme de bourrelet la paroi postérieure et latérale du pharynx et l'applique hermétiquement contre le bord postérieur du voile, soulevé horizontalement et tendu (Passavant), en même temps que les bords des piliers postérieurs se rapprochent.

Enfin, l'orifice de la glotte lui est également interdit,

grâce à un mécanisme assez complexe où la langue joue un rôle important. Au moment de la déglutition, le larynx tout entier (la mâchoire inférieure étant fixée) est attiré en haut et en avant et vient buter contre la base de la langue qui s'est portée en arrière ; l'épiglotte, pressée contre la base de la langue, se renverse et ferme l'orifice du larynx, si bien que le bol alimentaire franchit cet orifice et la glotte qui le recouvre, on peut dire sans y toucher, puisque, chez le chien, les liquides eux-mêmes, colorés au carmin par exemple, passent du dos de la langue dans le pharynx sans colorer la face supérieure de l'épiglotte.

Toutes ces voies latérales étant ainsi défendues, le bol alimentaire n'a plus qu'une route à suivre, celle de l'œsophage, où il s'engage tout naturellement (Landois, *Physiologie*).

En sera-t-il de même après l'amputation de la langue ? C'est ce que nous diront les observations suivantes :

OBSERVATIONS

I. Cas de Landi (*Lo Sperimentale*, t. XXXVII, 1876).

Cancer de la langue chez un homme de quarante-sept ans. Extirpation totale par la voie buccale, au moyen de l'anse galvanique.

Le jour même de l'opération, le malade avalait des liquides avec un peu de peine. Un mois après, il buvait d'un trait, sans difficulté, sauf la dernière gorgée, qui l'obligeait à renverser la tête. Quant aux solides, il les mâchait au moyen des dents antérieures avec l'aide des lèvres, puis les poussait du manche de sa fourchette ou avec le doigt, d'un côté à l'autre, pour en faire une boulette, et prenait alors une nouvelle bouchée qui chassait la première.

Deux mois après, le malade mange de tout; il est toujours obligé de rejeter la tête en arrière pour avaler les liquides, mais on s'en aperçoit à peine et il n'arrive jamais d'accident.

II. CAS DE SYME *(loc. cit.)*.

Le lendemain de l'opération, le malade but un plein bol de lait sans en répandre et sans tousser.

Un an plus tard, il avalait aussi bien qu'auparavant, pourvu que la nourriture fût à peu près liquide ou très bien divisée, ou que les aliments solides fussent convenablement placés dans la bouche.

III. CAS DE NUNNELEY *(British med. journ.,* 1866).

Cancer de la langue chez un homme de trente-cinq ans, extirpation au moyen de l'anse galvanique, par la voie buccale.

Le patient mâche et avale les aliments solides avec une facilité surprenante. Pour les liquides, c'est encore plus facile, et même un peu plus tard il pouvait boire en penchant fortement la tête en avant (?), ce qui ne peut s'expliquer que par le développement fonctionnel des muscles du plancher buccal.

IV. CAS DE PAGET *(Lancet,* p. 210, 1867).

Cancer de la langue chez une femme de quarante-huit ans; amputation au moyen de l'écraseur linéaire.

Après trois jours, elle avalait les liquides; après trois semaines, les solides; et elle se faisait si bien comprendre, qu'à moins d'examiner sa bouche, on n'aurait pu croire à l'ablation totale de la langue.

V. CAS DE WHITEHEAD *(Lancet,* 1873).

Femme de soixante-neuf ans, atteinte d'un cancer de la base de la langue. Extirpation au moyen de l'anse galvanique, par une incision sus-hyoïdienne.

L'opérée fut nourrie pendant deux jours avec du lait chaud qu'on lui injectait dans la bouche au moyen d'une seringue. Ensuite, elle put manger des aliments solides par les moyens naturels.

VI. Cas de Gant (*Lancet*, 1873).

Extirpation de la langue par l'écraseur, après incision de la joue.

Le soir même, le malade avalait du thé. Cinq jours après, il mangeait d'une façon parfaite.

VII. Cas d'Erichsen (*British med. journ.*, 27 novembre 1869).

Cancer de la langue chez un homme de cinquante-trois ans. Opération faite par la méthode de Régnoli.

Pendant les trois premiers jours, alimentation par le rectum ; au quatrième, on fait usage de la sonde stomacale, par laquelle on fait absorber une demi-pinte de bouillon de bœuf, 30 grammes d'eau-de-vie et un œuf.

Le malade est mort le neuvième jour.

VIII. Cas d'Annandale (*loc. cit.*).

Le patient fut nourri à la sonde pendant douze jours, après quoi on la supprima. Il se nourrissait de liquides.

En enlevant les fils qui suturaient le maxillaire inférieur, on vit que l'os avait repris assez de solidité pour permettre la déglutition des aliments tendres.

IX. Cas de Poncet (*Province médicale*, 16 juin 1888).

Il s'agit d'un homme de cinquante-deux ans, M. V..., qui, atteint d'un épithéliome étendu de la langue, fut opéré il y a trois mois. La langue est complètement absente, on n'en aperçoit plus de traces ; mais le doigt, porté derrière les piliers, sent un tronçon hyoïdien.

Le plancher buccal est un peu plus profond qu'à l'état normal et la muqueuse qui le tapisse n'a en rien les caractères d'un tissu de cicatrice. Les piliers antérieurs sont rapprochés de la base de la langue par le fait de la rétraction du moignon lingual et l'orifice qu'ils limitent a la forme d'un cœur de carte.

La mastication et la déglutition s'exécutent assez difficilement. Le malade peut cependant manger des choses solides, mais il doit ramener avec le doigt les aliments sous les arcades dentaires.

Le trouble fonctionnel le plus grave est une salivation abondante, et surtout un écoulement presque constant de la salive au dehors, qui s'explique par la disposition du plancher buccal et l'absence de la langue.

X. Cas de Thiry (loc. cit.).

Après la guérison de la blessure, la bouche présente une surface en pente douce inclinée vers l'épiglotte. Le plancher buccal était immobile.

La mastication s'effectuait, même pour les aliments solides. Quant à la déglutition, elle était difficile pour les liquides; le malade était obligé d'incliner la tête en arrière et à gauche. Aussi préférait-il les solides aux liquides qui tombent plus facilement dans le larynx. Il prenait pourtant de la « soupe au vin », mais avec peine, la langue faisant défaut pour diriger les aliments vers l'œsophage.

XI. Cas de Ehrmann (loc. cit.).

1er examen. — Le jour de l'opération et le lendemain, il fut impossible de nourrir le malade par la bouche à cause de la douleur, du gonflement, et à cause de la mobilité de la mâchoire qui n'était pas encore soudée. L'alimentation par la bouche fut remplacée par les lavements nutritifs.

Dans les jours qui suivirent, on introduisit deux fois la sonde œsophagienne et on fit prendre au patient, chaque jour, un litre de lait et un demi-litre de bouillon de viande avec un œuf. C'était encore le cas, le jour de notre premier examen. Pourtant, on avait imaginé de faire boire du liquide dans une tasse, ce qui amena la douleur. J'essayai moi-même : le patient inclinait constamment la tête en arrière pour avaler ; il toussait beaucoup, attendu que le liquide s'engageait dans le larynx, comme il le disait lui-même.

On ne lui avait encore rien donné de solide, de sorte que je n'eus aucun renseignement sur la mastication et la déglutition des solides.

D'ailleurs, on n'aurait pu à cette époque juger des troubles produits par l'absence de la langue, car il fallait prendre en considération la stabilité encore trop incomplète du maxillaire, qu'on avait sectionné, puis chevillé avec des chevilles d'ivoire.

Lettre du malade, 10 août 1893 :

« Mon état laisse encore beaucoup à désirer ; la plaie n'est pas encore guérie et l'enflure persiste...

« J'éprouve le besoin de manger. Je mange avec une cuillère, les mouvements de déglutition se font encore difficilement, en toussant beaucoup, vu que les aliments me viennent toujours au larynx. Cependant, une nourriture réconfortante a beaucoup amélioré mon état. »

2ᵉ examen, 18 septembre 1893. — Le malade mange seulement des purées ; la viande, le pain, etc., doivent être préalablement découpés et réduits en bouillie. Il mange tout dans un seul plat, faisant une sorte de « soupe à la française ». On donne de la consistance au café et au lait en y ajoutant du pain. Quand il boit du vin, c'est dans la soupe ; ce qui est liquide, dit le patient, tombe plus facilement dans le larynx que les purées. D'autre part, ce qui est solide, reste « accroché » dans la bouche.

Il toussait au début ; maintenant il ne tousse presque plus en mangeant.

Je fis faire au malade un repas devant moi ; il mit dans une tasse du lait avec du pain blanc et puisait avec une cuillère.

1° Il avale avec un bruit de lèvres assez fort ;

2° La bouche n'est remplie qu'au moment d'avaler, c'est-à-dire qu'une bouchée pousse l'autre ; si la bouche n'est pas pleine, le bol

alimentaire ne descend pas. Et le malade prétend que pour bien
avaler, il doit avoir « aussi peu d'air que possible dans la bouche » ;

3° Après chaque déglutition, il reste toujours, en arrière, quelques résidus alimentaires qui ne descendent qu'à la déglutition
suivante;

4° A chaque fois, l'opéré rejette la tête en arrière et avale assez
rapidement ;

5° Parfois, il est obligé de pousser avec un manche de cuillère.

En rejetant la tête en arrière, il produit un bruit fort et constant. Un peu de liquide ressort presque toujours en avant, ce qui
le contrarie. Manger est pour lui un travail pénible; il se salit,
ne peut se passer de serviette. Il mange environ deux assiettées de
soupe à chaque repas, en vingt minutes.

Il n'y a pas de mastication proprement dite. « Les dents me
font encore mal et ne sont pas solides ; je suis obligé de tenir avec
les doigts les aliments solides que je mets dans ma bouche, sans
quoi ils demeureraient immobiles, vu que ma bouche n'est qu'un
trou. » La mastication des solides lui paraît impossible, la langue
n'étant plus là pour pousser les aliments entre les dents. S'il a mis
dans sa bouche du pain sec, il doit le retirer, car il demeure en
place. Le plancher buccal est immobile, mais les joues sont un
précieux auxiliaire.

Outre cette observation personnelle, Ehrmann cite encore rapidement quelques cas empruntés à la statistique
de Sachs [1]; nous recueillons les plus caractéristiques :

N° 1. — Déglutition et mastication bonnes ; parole un peu bre-
douillée.

N° 3. — Goût conservé. Avale suffisamment bien.

N° 8. — Avale bien, parle de même.

[1] Sachs, 69 cas de carcinome lingual opérés, pris à la clinique
de Kocher (*Archives de clinique chirurgicale*, vol. 45).

N° 16. — Mastique et déglutit bien, surtout les choses pas trop dures; parle intelligiblement.

N° 23. — Avale mal au début. En 1881, sonde stomacale. En 1882, on la supprime ; il avale bien, mange de tout. En 1888, il mange très bien, en faisant de petites bouchées. Le langage est à peu près compréhensible.

N° 36. — Parole difficile; mastication aussi; déglutition facile, etc.

Ces diverses observations montrent que les opérés arrivent à se nourrir assez facilement, et d'une façon qui se perfectionne avec le temps, comme s'ils avaient besoin d'une sorte d'éducation.

On peut en dire autant de la parole.

ARTICLE 3. — La Parole.

La langue joue un rôle de première importance dans l'articulation de la parole.

En ce qui concerne les *voyelles*, il faut distinguer la parole *chuchotée* et la parole à *haute voix*.

Dans la parole *chuchotée*, les voyelles sont des sons musicaux, possédant une hauteur déterminée et un timbre caractéristique. La cavité buccale prend une forme spéciale pour chacun de ces sons: on peut l'appeler cavité vocale, et il y a autant de cavités vocales que de voyelles.

Ainsi pour « chuchoter » la voyelle A, la bouche a la forme d'un entonnoir ouvert en avant, la cavité vocale est très grande (Kœnig). Pour E, au contraire, et pour I surtout, la cavité vocale devient très petite, la bouche prend la forme d'une fiole à petite panse, à col étroit et long, resserré entre la langue d'une part, le palais et le voile

du palais d'autre part (Helmoltz). — Pour OU et surtout
pour O, la cavité vocale devient aussi grande que possible,
et représente une fiole à large panse, à col court et étroit
(Brucke).

Il suffit de prononcer à la suite, en les chuchotant, les
différentes voyelles, pour s'assurer qu'elles ont chacune
un son particulier, si bien que Kœnig les a ordonnées
de la façon suivante, par ordre de tonalité ascondante :

$$ou - o - a - e - (u) - i$$

L'*u* n'existe pas dans la classification de Kœnig ; nous
l'avons mis à sa place dans la gamme des voyelles. En
revanche, nous supprimons la valeur musicale que Kœnig
attribuait à chacune de ces voyelles, et qui est certainement
arbitraire[1].

Quoi qu'il en soit, puisque, dans la parole chuchotée, le
son de la voyelle dépend de la forme de la cavité buccale,
on conçoit toute l'importance de la langue, qui est éminem-
ment propre à modifier cette forme. Nous nous sommes
assuré, en effet, que chez les amputés de la langue, *la
parole chuchotée* est à peu près incompréhensible.

Il n'en est plus de même pour les voyelles prononcées à
haute voix, qui nous intéressent bien davantage.

Ici, la forme de la cavité buccale n'a plus la même
importance: ce qui domine, c'est le son laryngien. En
effet, on peut, sur la même note musicale, chanter succes-
sivement toutes les voyelles, et inversement, sur la même
voyelle, monter ou descendre la gamme tout entière.

Puisque la forme et les dimensions de la bouche impor-

[1] $ou = si\ b^2 - o = si\ b^3 - a = si\ b^4 - e = si\ b^5 - i = si\ b^6$.

tent peu, la langue perd du coup toute son importance : en effet, les voyelles sont toujours assez bien prononcées, *à haute voix*, après l'amputation de cet organe.

Les *consonnes* ont été classées de façons diverses. — Suivant les organes qui concourent à leur prononciation, on a distingué :

> les labiales,
> les dentales,
> les linguales,
> les gutturales.

Nous préférons la classification de Brucke, qui nous paraît exacte et plus large, en ce qu'elle admet non plus des *organes articulateurs*, mais des *régions d'articulation* (Brucke).

La 1re région d'articulation est située entre les lèvres ;

La 2e région d'articulation est comprise entre la langue et la voûte ;

La 3e région d'articulation, entre la langue et le voile du palais ;

La 4e région d'articulation, entre les cordes vocales vraies.

A la 1re région appartient *b, p, f, v, m;*
— 2e — — *t, d, s, z, sch, l;*
— 3e — — *c* (dur), *k, g, ch* (dur), *j, r, n;*
— 4e — — *h* aspiré.

Les consonnes composées (*sch, tsch, tz, ts, ps, ks,* etc.) exigent des combinaisons de mouvements et appartiennent à plusieurs régions d'articulations à la fois. On peut en dire autant, d'ailleurs, de quelques consonnes simples, car il n'y a pas de limites absolues entre les régions.

On voit du premier coup d'œil que les consonnes les plus maltraitées, chez les amputés de la langue, seront celles de la 2e et de la 3e région.

Mais n'anticipons pas sur les conclusions que doit fournir l'examen des sujets.

OBSERVATIONS

Parmi les malades dont nous avons déjà relaté les observations en ce qui concerne le goût, la mastication et la déglutition, plusieurs sont morts avant qu'on ait pu se rendre compte de la façon dont ils parlaient.

En revanche, nous pourrions en citer nombre d'autres, empruntés aux statistiques d'Ehrmann, et qui ont parlé au 3e, au 6e, au 13e mois.

Nous nous en tiendrons à ceux qui ont été le mieux étudiés.

I. CAS D'ANNANDALE *(loc. cit.)*.

Voyelles. — *a, e, o, ou* étaient de son normal, très sonores ; *i* ne pouvait être prononcée ; cette lettre était remplacée par quelque chose comme *ou*, mais plus profond, plus grave et plus sonore. En effet, pour prononcer *i*, le dos de la langue s'élève vers le bord antérieur du voile. Dans *ou*, au contraire, la langue s'abaisse, laissant un intervalle considérable entre elle et le palais.

L'*u* était également difficile, et de tonalité abaissée.

Le patient pouvait prononcer les voyelles nasales, par exemple les mots français *un, on*, distinctement, comme on pouvait s'y attendre.

Consonnes. — Le son des consonnes était altéré par la petite déformation de la lèvre inférieure résultant de l'opération.

Pour l'examen des consonnes, je pris comme guide la claire

exposition du professeur Max Muller (*Lectures on the science of language*, 7ᵉ édit., vol. II, p. 136-138).

Je trouvai que tous les sons qui ne réclament pas le concours de la langue étaient normaux en apparence, mais de tonalité plus grave qu'à l'état normal. Ceux qui ont besoin de la langue, pour donner à la bouche une forme particulière, étaient nettement altérés.

Les moyennes (douces ou fortes) *b*, *d*, *g*, étaient prononcées *bü*, *ubdü*, *chü*. — Les ténues (dures) *p*, *k*, étaient prononcées *pü*, *kü*. Mais le *t* ne pouvait pas être prononcé du tout, et était remplacé par quelque chose qui ressemblait à *hü*.

Le mot écossais *loch* n'était pas donné, mais ressemblait à *luugh*; le mot allemand *ich*, pas davantage. Le mot *hume*, donné par Max Muller comme un exemple de son dans lequel la langue forme « une barrière, en se portant vers le point où commence le palais dur », était prononcé *ööme*. Le mot *huge* était tout à fait dénaturé. — Les mots *rise*, *rice* étaient prononcés *rithe*, avec un petit sifflement.

Les lettres *l* et *r* ne pouvaient être prononcées distinctement. L'*r* avait quelque ressemblance avec le son normal; mais l'*l* n'en avait aucune, ce qui confirme l'opinion d'Helmoltz : « Pour prononcer *r*, le courant d'air est périodiquement interrompu par le tremblement du voile ou du bout de la langue, et le son particulier vibrant, de cette consonne, est le fait de ces intermittences. Pour prononcer *l*, les bords latéraux, mobiles, de la langue, produisent non de vraies interruptions, mais des variations dans la force du courant d'air. »

Les sons *ng*, *n*, appelés nasaux par Max Muller, étaient très imparfaitement prononcés. La lettre *m* était normale. La lettre *w* était prononcée *bübo-öö*.

M. Kendrick observe ensuite les caractères musicaux de la voix au moyen des résonnateurs et des flammes manométriques. Nous ne rapporterons par ces expériences, qui n'ont qu'un médiocre intérêt pratique.

II. Cas de Syme *(loc. cit.)*.

Environ un an après l'opération, le patient parut chez Syme, dont il prononça le nom d'une voix forte et claire. Il lui raconta qu'il avait mangé à table d'hôte, et causé avec ses voisins sans trahir son infirmité.

Syme fit appeler les professeurs Godsir et Masnyth, qui examinèrent l'état de la bouche et firent parler le malade. Annandale se livra plus tard à un examen plus complet, duquel il ressort que « l'opéré parle d'une façon claire, compréhensible et chante sans difficulté. Il prononce toutes les voyelles et les consonnes suivantes :

$$b, c, f, h, k, l, m, n, p, r, v, w.$$

Le d est prononcé comme *th* anglais ; le *j*, comme *tho* ; le *g* comme *sjee* ; *s* est murmurée et soufflée.

III. Cas de Nunneley *(Med. Times, vol. II, p. 648, 1861).*

Le nommé Bawling, trente-cinq ans, opéré pour un cancer par l'écraseur.

L'articulation des mots se fait d'une façon inattendue. Toutes les lettres sont prononcées, beaucoup, parfaitement (surtout les voyelles). Les trois consonnes les plus difficiles sont : *k, t, q.*

On le comprend bien, sauf quand il se presse. Il peut être employé dans une petite station de chemin de fer.

Il fut examiné par Czermack, qui fit les constatations suivantes : Il ne restait qu'une petite partie de la base de la langue ; pourtant l'opéré parlait bien. Même les lettres qui se font en appliquant la langue contre les dents (*t, th, s, z*) étaient assez intelligibles.

C'était le plancher buccal qui y pourvoyait, et même on voyait la muqueuse du plancher paraître entre les dents pendant l'articulation de ces lettres ; les lèvres y participaient également.

IV. Cas de Landi *(loc. cit.)*.

Extirpation totale de la langue chez un homme de quarante-sept ans, pour un cancer épithélial.

Treize jours après l'opération, le malade se sert plus volontiers de la parole que de la plume. Il se promène dans les salles et cause avec les autres malades, à la stupéfaction de ces derniers.

Vingt-deux jours après, tous les sons étaient très bien articulés, sauf les consonnes linguales. Le malade déclare lui-même au 3 avril qu'il prononce bien les lettres, sauf *d* et *c*, et encore arrive-t-il à se faire comprendre, quand ces lettres sont unies à d'autres.

V. Cas de Thiéry *(loc. cit.)*.

La langue est remplacée par les muscles stylo-hyoïdien, hyo-glosse, le reste du génio-glosse, qui n'est enlevé que dans sa partie antérieure, et la partie la plus postérieure du stylo-glosse. Le voile se recourbait fortement sur lui-même ; les piliers étaient très rapprochés l'un de l'autre, mais pas autant qu'à l'état normal. — La récidive ne tarda pas à altérer la prononciation.

La salive qui s'accumulait derrière les dents était gênante pour la plupart des lettres, mais plutôt utile pour prononcer les sifflantes.

VI. Cas de Poncet *(loc. cit.)*.

La prononciation se fait encore très facilement. On comprend aisément le malade lorsqu'il parle, et si l'on demandait à quelque auditeur, non prévenu, à quoi est due cette gêne peu marquée de la parole, il l'attribuerait certainement à la présence d'aliments dans la cavité buccale. On dirait que M. V... parle la bouche pleine.

VII. Cas de Ehrmann *(loc. cit.).*

1er Examen. — La parole est toujours un peu gênée. Pourtant, certains mots sont compréhensibles; d'autres le sont beaucoup moins. Le son est nasillard dans l'ensemble.

Le premier jour où j'essayai de m'entretenir avec le malade, je fus obligé de lui faire écrire quelques mots sur une ardoise. Le deuxième jour, c'était déjà beaucoup moins nécessaire. Les personnes qui l'entendaient parler depuis quelque temps le comprenaient mieux qu'au début. C'étaient toujours les mêmes syllabes et les mêmes lettres qu'il prononçait mal, tandis que toute une série de mots étaient prononcés clairement, presque sans faute.

Pour faire un examen méthodique, je fais dire au malade les voyelles, les consonnes et même les diphtongues. Voici le résultat de cette épreuve :

a) *Labiales.* — *b* et *p* : aucune modification.

f   —   —

w   —   —

m   —   —

b) *Linguales.* — Le *t* est prononcé comme *h* (nettement aspiré et sans son). Le *d* est prononcé comme *e* : ainsi, *der* = *er*. Le son qui précède l'explosion d'une consonne manque constamment. L's a le son de *f* à la fin; il est à peu près prononcé *sf*.

L'*l* n'est pas claire, et ressemble à *v*. *Sch* est prononcé *s*. L'*n* n'est pas très clair, un peu nasillard. L'*r* n'est pas très clair non plus et a le son de *ch* (allemand, c'est-à-dire *rr* très dur guttural).

c) *Gutturales.* — Le *k* est aspiré, sans son, semblable à la prononciation du *t*. Le *g* n'est pas prononcé du tout, le son qui précède l'explosion de la consonne manque totalement : ainsi, *gu* = *e*, ou bien *oë*.

d) *Voyelles.* — *o* = clairement *oë*.

u est précédé d'une espèce de son qui ressemble à *i*.

a = normal.

e = *oë*, quelquefois *e*.

i = presque semblable à *e*, à *oë* ou parfois à *iu*.

e) *Diphtongues.* — *ae* = *aé* ou bien *aoë*.

oe = *oé*.

ao = *ooé*.

iu = *oe-iu*, ou bien *oé oé*.

Ainsi : Kind (enfant) = hoend.

Milch (lait) = mils (miuls).

Lettre du malade, 10 août 1893.

« ... La parole s'est un peu améliorée. Les gens de mon entourage s'habituent et me comprennent mieux que les étrangers. »

2ᵉ examen, 18 septembre 1893. — La parole est plus compréhensible qu'au premier examen. L'opéré cause très bien avec les gens de son entourage.

a) *Consonnes labiales.* — *b, p, f, v, w, m* et *n* sont prononcées correctement.

b) *Linguales.* — Le *d*, au début d'un mot, est prononcé comme *e*, c'est-à-dire n'a qu'un son vocalique. Dans le corps ou à la fin d'un mot, il est aspiré ou sifflé, comme *h* ou *s*.

Le *t* est aspiré encore davantage. Pourtant le son consonnantique commence à se produire. A la fin d'un mot, il est plus mal prononcé.

c) *Sifflantes.* — *S* = *e s*, ressemblant moins que précédemment à *fs*.

l = *e l*, plus net que précédemment.

sch = *s*.

n = *en*.

r = *er (err)*; à la fin d'un mot, plus net qu'auparavant.

d) *Gutturales.* — *k* est toujours entièrement aspiré.

g manque complètement au début d'un mot; dans le corps du mot, il est aspiré comme *h*.

h n'est pas modifié; il remplace beaucoup de lettres qui ne sont pas prononcées.

e) *Voyelles.* — *a* = *a*,

e = *oe*, avec un son d'*o* un peu moins prononcé qu'auparavant.

$o = oé.$

$i = iu$, parfois *oéi*, ou même *i*

$u = u.$

f) *Diphtongues.* — *ii = ii.*

oe = oe.

aou = aou (*au* allemand).

oi = oi parfois *oiu.*

Le malade aime mieux prononcer les mots que les syllabes séparées.

Ces observations peuvent se résumer de la façon suivante :

1° Le *Goût* est toujours fortement compromis par l'amputation de la langue ; mais on n'a jamais observé de suppression complète. Il paraît résider dans les parties postérieures de la bouche.

2° La *Mastication* est à peu près supprimée.

La *Déglutition* est moins éprouvée. Elle est surtout gênée « dans les méthodes opératoires qui font disparaître le plancher buccal musculaire ; telles sont : l'ablation sous-mentale de Régnoli, et les méthodes avec section du maxillaire de Roux, de Sédillot, de Syme et de Langenbeck ».

Nous prenons acte de cette déclaration faite par Ehrmann ; c'est un argument en faveur de la méthode trans-hyoïdienne.

3° La *Parole* est généralement compréhensible ; sont surtout respectées les voyelles et les consonnes labiales. Au contraire, les linguales et les gutturales sont très mal prononcées.

CHAPITRE II

OBSERVATIONS PERSONNELLES

A l'appui des constatations faites par les auteurs, nous apportons deux observations nouvelles fournies par deux malades que nous avons vus dans le service de M. Vallas, et qu'il a opérés par sa méthode trans-hyoïdienne.

OBSERVATION I.

P. Claude, quarante-sept ans, tisseur. Épithélioma de la langue. Amputation totale par la voie trans-hyoïdienne. Entré à Saint-Louis, le 3 avril 1897. Sorti le 27 mai 1897.

(Observation prise par M. Benoît, secrétaire du service).

Le malade est opéré le 8 avril, par la méthode trans-hyoïdienne, dont M. Vallas a exposé la technique dans la *Province médicale*[1], et son interne Etiévant dans la *Gazette des Hôpitaux*[2].

Anesthésie à l'éther.

1° Ligature préalable des deux linguales, ce qui permet d'extraire quelques ganglions situés dans la région sous-maxillaire.

2° Dans un deuxième temps, incision médiane, s'étendant de 3 centimètres au-dessous du rebord mentonnier, à 3 centimètres au-dessous de l'os hyoïde. On remarque que cet os est situé plus bas qu'à l'ordinaire.

[1] Vallas (*Province méd.* du 3 juillet 1897 (*Compte rendu de la Société de chirurgie de Lyon*).

[2] Etiévant, int. des hôp., L'ostéotomie médiane de l'os hyoïde et la pharyngotomie transhyoïdienne de Vallas (*Gazette des Hôpitaux*, 25 sept. 1897).

Ablation d'un ou deux ganglions sus-hyoïdiens médians.

Incision des plans musculaires jusqu'à l'os hyoïde. Section de ce dernier avec la pince de Liston.

On place deux écarteurs de Farabœuf, et on continue l'incision jusqu'un peu en arrière sur les muscles de la langue.

3° Désinsertion par la bouche, de la muqueuse buccale sur toute la longueur de la face interne du maxillaire inférieur, puis on sectionne les attaches de la langue au plancher et aux parties latérales de la bouche. Cette libération, avec des ciseaux courbes, est une véritable désinsertion des muscles génio-glosses, amygdalo-glosses, etc.

4° Puis on attire l'organe par l'ouverture trans-hyoïdienne, la pointe la première on le luxe en avant, et en deux ou trois coups de ciseaux on le sépare de sa base.

On pratique l'hémostase.

On reconstitue par des ligatures le plancher buccal.

Au moment où on détachait la langue du plancher, il y eut un instant critique : le malade ne respirait plus, car la base de la langue, refoulant l'épiglotte en arrière et en bas, fermait la trachée. On se hâta d'achever l'opération, et un nettoyage de l'arrière-gorge avec des tampons montés rétablit le cours de la respiration.

La langue enlevée est fortement asymétrique. Elle est soulevée à droite, et sur sa face latérale droite se voit une large surface ulcérée et bourgeonnante, de la dimension d'une pièce de deux francs environ.

En incisant l'organe, on voit qu'il existe une tumeur du volume d'un œuf de pigeon, s'étendant jusqu'à la ligne médiane. La tumeur a été dépassée de tous côtés, bien qu'en dessous le néoplasme affleure presque la surface de section.

Les dimensions de l'organe enlevé sont les suivantes :

Longueur (de la pointe à la sur-
    face de section postérieure)   102 millimètres.
Hauteur sur le côté malade. . . 3 centimètres.
Hauteur sur le côté sain. . . . 2 centimètres.

Distance du bord latéral à la ligne médiane :

Du côté malade . . . . 3 cm. 1/2.
Du côté sain. . . . . 3 centimètres.

9 avril. — On refait le pansement qui est souillé.

6 mai. — Le malade va bien. La plaie buccale et la plaie sous-mentale sont en bonne voie.

Examen fonctionnel :

1° Le Goût.

A son dire, le malade distingue assez bien les aliments. Il est en état de reconnaître s'ils sont sucrés ou non, s'ils sont salés ou s'ils ne le sont pas. Il s'aperçoit mieux du défaut que de l'excès.

En somme, il perçoit les saveurs moins bien qu'avant l'amputation, mais encore d'une façon passable.

Nous explorons la sensibilité gustative de la façon suivante :

Avec de petites houppes de coton fixées à l'extrémité de bûches de paille, nous faisons des pinceaux tout à fait propres à déposer dans la bouche, au point voulu, soit des poudres, soit des solutions.

Nous laissons volontairement de côté, dans l'exploration du goût, les lèvres, la face interne des joues, le palais et même le plancher buccal, que nous savons éprouver des sensations gustatives très obscures, et sans importance au point de vue pratique. Nous nous contentons de déposer les poudres et les solutions d'épreuve sur le moignon de langue, sur le voile du palais et sur les piliers.

Disons de suite que dans toutes ces expériences, ces trois points nous ont paru jouir d'une sensibilité à peu près égale; nous ne ferons donc pas de distinctions pour éviter de compliquer l'exposition des résultats.

SAVEURS	SUBSTANCES	RÉSULTAT
Douces. . . .	Sucre en poudre. .	Nul.
—	Sirop simple. . .	C'est un peu sucré.
Amères . . .	Sulfate de quinine.	C'est très amer.
Salées. . . .	Sel de cuisine. . .	C'est un peu salé, très différent du précédent.
Acides. . . .	Vinaigre rouge. .	C'est un peu piquant, avec un goût de fleur d'oranger.

Cette dernière appréciation du malade était fort juste, car nous avions mis le vinaigre dans un flacon d'eau de Cologne ; bien que vide depuis longtemps et lavé à plusieurs reprises, le flacon avait communiqué au vinaigre l'odeur de l'eau de Cologne qui se rapproche assez de l'odeur de la fleur d'oranger.

On voit par là quels liens étroits unissent le goût et l'odorat, et combien il peut être difficile de reconnaître ce qui revient à l'un et à l'autre de ces deux sens. Pour éviter cette cause d'erreur, nous n'avions employé que des substances inodores, sauf, bien entendu, le vinaigre accidentellement parfumé. Quant à l'odeur propre du vinaigre, elle n'a pas suffi à le faire reconnaître ; le malade a simplement déclaré : « C'est piquant. » Nous verrons qu'il en a été de même dans notre deuxième observation.

2° Mastication et Déglutition.

Pendant les quinze premiers jours, le malade est alimenté par la sonde nasale, qu'on enlève ensuite.

Mais il est encore incapable de prendre même des potages. Il se nourrit exclusivement de liquides.

Il est obligé, pour les avaler, de rejeter fortement la tête en arrière.

Il arrive assez souvent que ces liquides s'engagent dans l'orifice de la glotte, et le sujet tousse; quelquefois même ils reviennent par le nez.

La salive s'écoule hors de la bouche. Le malade aspire constamment pour la retenir, et l'avale en rejetant la tête.

Un peu plus tard, il commence à prendre des aliments semi-liquides, des purées; mais alors, après chaque déglutition, il en reste dans la bouche une petite quantité, qu'il est obligé d'enlever avec les doigts.

La mastication elle-même serait parfaitement possible; mais comme il faudrait pousser constamment entre les mâchoires les aliments qui s'immobilisent dans le creux de la bouche, le malade s'en dispense, et ne prend aucun aliment solide.

3° La Parole.

a. Voyelles. — Dans la parole chuchotée, les voyelles sont incompréhensibles et se confondent à peu près toutes.

Au contraire, dans la parole à haute voix, elles sont toutes suffisamment intelligibles.

LETTRES	MOTS	PRONONCIATION
a.	Madagascar.	Honne.
e.	Demander, tempête.	Bonne.
i.	Picolomini.	Picolomini.
o.	Homo.	Heumou.
u.	Uvula.	Uvula.

Toutes les diphtongues sont prononcées d'une façon convenable

b. Les consonnes sont prononcées les unes bien, les autres mal, suivant la région d'articulation à laquelle elles appartiennent, ce que nous avait fait prévoir la physiologie.

Consonnes de la première région: bien prononcées.

LETTRES	MOTS	PRONONCIATION
b.	Bébé.	Bonne
f.	Fameux ; Saint-Estèphe.	—
m.	Pomme ; sursum.	—
p.	Papillon ; hop.	—
v.	Verveine ; conserve.	—

Consonnes de la deuxième région: plutôt mal prononcées.

LETTRES	MOTS	PRONONCIATION
d.	Diday.	Zizay.
t.	Tintamare.	Cinçamare.
s.	Sassafras.	Bonne
z.	Zézayer.	Bonne.
ch. sch.	Cheval.	Bonne.
l.	Lalo, aiguille.	La-o ; aigui-e.

Consonnes de la troisième région: très mal prononcées.

LETTRES	MOTS	PRONONCIATION
c, k, ch (dur)	Capitaine ; Corée.	Capitaine ou hapitaine ; Corée.
g.	Gargarisme, prodigue.	Zarzarisme, prodizjo.
j.	Japon, j'y vais.	Zjapon, zj'y vais.
r.	Rarissimo.	assez bonne un peu raboteux.
n	Nénuphar.	n. b.
x.	Cadix ; Xavier.	Çadice ; Ezavier.

Consonne de la quatrième région : h, bien aspirée.

Le malade, ayant été muni d'une langue artificielle, fait des progrès à tous les points de vue. Mais à partir de cette époque, son observation appartient au chapitre III⁰, où nous la retrouverons.

OBSERVATION II

B... Joseph, soixante-deux ans. Epithélioma de la langue. Entré le 17 juin 1897, salle Saint-Louis, service de M. Vallas; opéré le 24 juin; sorti le 17 juillet. (Observation prise par M. Tollot, secrétaire du service.)

Depuis cinq ou six mois, le malade présente une ulcération peu douloureuse sur le bord latéral droit de la langue. Cette ulcération augmente peu à peu et gêne les mouvements.

Actuellement elle présente les dimensions d'une pièce de 2 francs; bords indurés, déchiquetés, contournant le bord de la langue et descendant jusqu'au plancher.

Pas de ganglions sous-maxillaires.

L'état général est bon, le malade n'a pas sensiblement maigri.

24 juin. — Anesthésie à l'éther.

Ligature des deux linguales. Pas de ganglions.

Amputation totale de la langue par la voie trans-hyoïdienne. Hémorragie assez abondante. Réfection du plancher buccal.

26 juin. — Le malade est nourri, par une sonde à travers les fosses nasales. Fréquents lavages buccaux. Pas de température.

8 juillet. — On supprime la sonde nasale.

On enlève les fils du plancher buccal, ainsi que ceux de la plaie extérieure.

Premier examen fonctionnel, 18 juillet. — Avant le départ du malade, nous pratiquons un examen rapide.

Il perçoit très mal le goût des aliments, tous liquides, d'ailleurs, qu'on lui fait prendre. Pourtant, il sucre son vin, mais ce n'est pas qu'il en apprécie la douceur : il dit que sans cette précaution le vin, un peu acide, lui brûle la bouche au niveau de la cicatrice.

Il ne prend que des liquides qu'il se verse dans l'arrière-gorge au moyen d'un *biberon*. De cette façon, la déglutition se fait assez bien, sauf quelques accidents faciles à prévoir : souvent le malade « avale de travers » et tousse, ou bien le liquide revient par le nez.

La salivation est abondante et la salive s'écoule par la bouche. Le patient ne peut pas cracher ; il est obligé de se pencher en dehors de son lit et de laisser tomber la salive, en soufflant. Il ne peut pas siffler.

On a peine à le comprendre quand il parle. Les lettres suivantes sont particulièrement mal prononcées :

> *c*, *k*, *q* (hapitaine pour capitaine).
>
> *d* (prononcé zé).
>
> *g* (prononcé zé).
>
> *t* (Céophile pour Théophile).
>
> *x* (Zavier pour Xavier).
>
> *y* (poser pour payer).

L'état général est médiocre ; un peu d'amaigrissement et de pâleur.

Deuxième examen, 27 juillet 1897. — Nous allons voir le malade chez lui, où il est rentré depuis dix jours.

On procède à l'examen du goût, de la même façon que dans l'observation précédente, c'est-à-dire qu'avec des houppes de coton fixées à l'extrémité de bûches de paille, on dépose dans la bouche des poudres et des solutions diverses. Cette exploration fournit les résultats suivants :

SAVEURS	SUBSTANCES EMPLOYÉES	RÉSULTATS
Douces . . .	Sucre en poudre. .	Un peu amer.
Amères . . .	Sulfate de quinine .	Il le perçoit, mais ne peut lui attribuer une saveur.
Salées . . .	Sel de cuisine . .	« Ne produit pas tant d'effet que les autres. » Rien de net.
Acides . . .	Vinaigre rouge . .	Pas grand effet.

On voit qu'à cette époque le malade perçoit mal les saveurs. Il est vrai qu'il s'est écoulé peu de temps depuis l'opération, et l'on peut admettre que les organes du goût respectés n'ont pas eu le temps de se développer, de s'affiner par l'exercice. De fait, nous constaterons un réel progrès à l'examen ultérieur.

En ce qui concerne la mastication, elle est nulle, car le malade ne prend que du lait, du bouillon, du café et du vin. Comme il nous exprime le regret de ne pouvoir manger du pain, nous lui conseillons d'émietter du pain dans son lait. Il commence aussitôt, devant nous, et le repas se fait sans accident : il avale très bien, à la cuillère, cette soupe de lait au pain, qu'il fait suivre d'un biscuit mouillé de vin vieux.

Rassuré par cette épreuve, il accepte, à partir de ce jour, les purées de légumes. Il peut boire les liquides au bol et au verre.

La parole est toujours fortement gênée. Pourtant, les personnes qui l'entourent le comprennent mieux et s'habituent à son langage.

L'état général s'est amélioré; depuis qu'il est revenu à la campagne, le malade a repris du poids, des couleurs et des forces.

Troisième examen, 7 août 1897. — Nous revoyons le malade à l'hôpital, où il vient se montrer à M. Vallas et demander qu'on lui mette une langue artificielle. On diffère encore la prothèse, la cicatrisation étant jugée insuffisante.

L'état général est toujours en progrès. Le malade ne s'est pas pesé, mais il est certain qu'il engraisse.

A son dire, il perçoit bien mieux le goût des aliments, et distingue sans peine le vin, le lait, le café. Il peut dire si ces liquides sont sucrés ou non, et remarque si le potage est salé trop ou trop peu. Il se nourrit de purées de légumes, mêlées de viande, mais surtout de soupe épaisse.

Nous procédons de nouveau à un examen méthodique des diverses fonctions.

1° Goût.

SAVEURS	SUBSTANCES	RÉSULTAT
Douces . . .	Sucre en poudre .	Aucune saveur.
	— en solution .	« On dirait de la limonade. »
Amères . . .	Sulfate de quinine .	Aussitôt perçu, amer.
	Antipyrine . . .	Pas si amère que le précédent.
Salées . . .	Na Cl.	« Ça pique. »
	KBr	« Ça pique très fort. »
	IK	« Ça pique un peu. »
	Les mêmes, dissous.	Sont encore mieux perçus
Acides . . .	Vinaigre rouge . .	« Ça ne pique pas tant, ce n'est pas si mauvais. »

On voit que le malade est en progrès sur l'examen précédent. Les saveurs les mieux perçues sont les saveurs amères et salées.

2° *Mastication et déglutition.* — Le malade est en état de manger des pâtées de viande et de pain hachés, des purées de légumes.

Il ne prend jamais de pain au naturel ni de viande découpée : car la langue étant absente, rien ne pousse entre les mâchoires les aliments à broyer ; la mastication proprement dite est donc nulle.

Il avale bien les liquides, au biberon, à la cuillère, même au verre. Pour les avaler, il est encore obligé de rejeter la tête en arrière, mais beaucoup moins qu'auparavant.

Il est rare que les aliments s'engagent dans l'ouverture du larynx et déterminent de la toux. Le sujet a pris en quelque sorte le doigté, et déglutit sans accident.

En ce qui concerne la salive, elle s'écoule un peu par la bouche quand le sujet est assis, ce qui l'oblige à se servir d'un mouchoir ; mais debout et couché, il l'avale en grande partie.

Après la déglutition, il reste quelques débris alimentaires sur le plancher buccal. Chaque bouchée est avalée isolément ; il n'est pas besoin d'en prendre une seconde pour pousser en avant la précédente.

3° *Parole.* — α. Toutes les voyelles sont parfaitement compréhensibles.

LETTRES	MOTS	PRONONCIATION
a.	Ararat.	Bonne.
e.	Demander.	Zemanzer (comme *th* anglais).
i.	Missi dominici.	Bonne.
o.	Hôpitaux.	»
u.	Culture.	Hulture.

Les diphtongues sont également bien prononcées.

β. Consonnes.

Consonnes de la première région d'articulation :
bien prononcées.

LETTRES	MOTS	PRONONCIATION
b.	Babylone ; cubèbe.	Bonne.
f.	Fifi.	»
m.	Mameluck.	»
p.	Papa.	»
v.	Waworley.	»

Consonnes de la deuxième région :
assez mal prononcées :

LETTRES	MOTS	PRONONCIATION
d.	David.	Zaviz (un peu dur, comme *the* anglais).
t.	Tituber.	Çiçuber.
s.	Assassin.	Bonne.
z.	Zanzibar.	»
ch.	Chercher.	»
l.	Elle ; mouiller.	Assez bonne.

Consonnes de la troisième région : très mal prononcées :

LETTRES	MOTS	PRONONCIATION
c, h.	Catéchumène.	Hatéhumène, catéchumène.
g.	Garrigue.	Zarrize.
j.	Jaloux.	Assez bonne.
r.	Ramer.	»
n.	Nonne.	»
w.	Xerxès.	Zorzès.

Consonne de la quatrième région : h, normale.

Si nous jetons un coup d'œil d'ensemble sur les deux observations qui précèdent, nous pouvons en tirer les conclusions suivantes :

1° Le *Goût* a été récupéré, non pas dans son intégrité, mais d'une façon largement suffisante pour les besoins de l'alimentation journalière. Les mets ont conservé, pour les amputés de la langue, une grande partie de leur attrait.

2° La *Mastication*, il est vrai, ne pouvait s'effectuer que d'une manière très imparfaite. Mais en y remédiant par le choix et la préparation des aliments, la déglutition était facile, et la nutrition générale n'eut pas à souffrir, puisqu'on vit les opérés reprendre à vue d'œil du poids et des forces.

3° Enfin la *Parole*, gênée bien certainement et diminuée de quelques vocables, était néanmoins très intelligible. Les consonnes les plus maltraitées, savoir : *d, t, c* et *g,* étaient toutes prononcées plus ou moins *s*; de là une certaine confusion. Pourtant nous avons causé longuement avec ces deux malades ; un grand nombre de renseignements nous ont été fournis par eux-mêmes, et nous les comprenions sans difficulté.

Nos observations personnelles, on le voit, fournissent les mêmes conclusions que les observations des auteurs. Elles sont même plus optimistes que plusieurs d'entre elles, et nous en trouvons la raison dans le mode opératoire employé.

Après l'amputation totale de la langue, le plancher buccal est tout naturellement chargé de suppléer, au point de vue moteur, l'organe disparu. C'est lui qui reçoit le bol alimentaire, lui qui doit le soulever, le pousser vers le pharynx ; lui, qui s'efforce d'arriver jusqu'aux dents, jusqu'au palais, jusqu'au voile, pour prononcer les consonnes de la 2º et de la 3º région. Son intégrité est donc un élément favorable, et les méthodes opératoires qui le respectent le plus sont celles qui donnent le meilleur résultat fonctionnel.

A ce point de vue, les méthodes qui utilisent la voie buccale sont les plus parfaites. Malheureusement, elles donnent peu de jour ; l'amputation est difficile, souvent incomplète, et la récidive d'autant plus rapide. Nous les écartons de ce chef : entre deux maux, il faut choisir le moindre.

Les méthodes sous-mentales, sus-hyoïdiennes, etc., permettent bien une extirpation totale de la langue. Mais elles comportent le décollement ou la section du mylo-hyoïdien, l'incision du plancher buccal sur une grande étendue ; en somme, le délabrement de la sangle mylo-hyoïdienne, qui, devenue cicatricielle après guérison, n'aura plus ni contractilité, ni souplesse,

Si on complique ces procédés de la section de la joue ou du maxillaire, ce sont de nouveaux ravages, longs à guérir, très préjudiciables aux malades, et qui augmentent la mortalité.

La méthode trans-hyoïdienne nous paraît supérieure à ces deux groupes de procédés : elle en réunit les avantages, sans en avoir les inconvénients. En effet, tout en permettant une extirpation aussi rigoureusement complète que possible, puisqu'on attaque l'organe par sa base, elle entraîne peu de dégâts dans la sangle mylo-hyoïdienne. Le plancher buccal demeure à peu près intact et pourra dès lors se contracter utilement.

Aussi, nous nous croyons en droit d'ajouter aux constatations qui précèdent l'article suivant :

4° Pour l'ensemble des qualités qu'elle présente, la méthode trans-hyoïdienne est le meilleur procédé opératoire.

Elle conserve d'ailleurs cette supériorité, quand l'amputation est suivie de prothèse.

CHAPITRE III

RÉSULTATS DE LA PROTHÈSE LINGUALE

A la fin de son travail, Ehrmann mentionne simplement les appareils prothétiques et déclare aussitôt qu'ils n'ont pas beaucoup d'importance, attendu que la récidive de la tumeur rend tout inutile.

Nous ne partageons pas ce dédain. S'il est malheureusement trop certain que la récidive est la règle, après les amputations de la langue pour cancer, récidive dans la cicatrice ou récidive dans les ganglions, ce n'est pas une raison pour abandonner les opérés à eux-mêmes et négliger de leur rendre service en améliorant leur situation pendant la période de temps, quelquefois longue, qu'il leur reste à vivre.

Or, il ne nous paraît pas douteux que la prothèse linguale ne rende aux opérés de véritables services. Elle facilite la nutrition et, par là, contribue activement à relever l'état général ; au point de vue esthétique, elle satisfait les malades et agit sur le moral, en dissimulant leur infirmité.

Des appareils prothétiques, destinés à remplacer la langue, ont été construits et appliqués sur la demande du professeur Poncet, par M. Martin, en 1888. Cet habile médecin-dentiste en a donné dans son livre sur *les Restau-*

rations de la face[1], une description complète que nous reproduisons intégralement :

« L'appareil se compose de deux pièces.

« La première pièce n'est autre qu'un appareil dentaire servant à supporter la seconde qui remplace la langue absente.

« La première pièce est construite en caoutchouc durci, moulé exactement sur la face interne de toute l'arcade dentaire inférieure. Elle peut supporter des dents. Elle est maintenue en place par deux prolongements en or, passant entre les canines et les petites molaires.

« A la partie médiane et à la face interne de cette pièce est fixé un prolongement en caoutchouc un peu souple. Il supporte à son extrémité un anneau auquel vient se fixer la deuxième partie de la pièce, c'est-à-dire la langue artificielle. Ce prolongement peut être plus ou moins long, suivant qu'il sera nécessaire de fixer la langue dans un point antérieur ou postérieur.

« La langue est constituée par une poche de caoutchouc extrêmement mou ; elle est incomplètement distendue par de l'eau ou un liquide aseptique ; elle a la forme et les dimensions de la langue absente. A sa face supérieure, elle présente une épaisseur de un millimètre, qui est réduite à un demi et même un quart de millimètre à la partie inféro-postérieure. Cette épaisseur minime de la paroi inférieure lui permet de se mouler, pour ainsi dire,

---

[1] Cl. Martin, médecin dentiste, *De la prothèse immédiate appliquée à la résection du maxillaire, rhinoplastie, sur appareil prothétique permanent — restauration de la face (lèvres, langue, nez, voûte et voile)*, Paris, 1889.

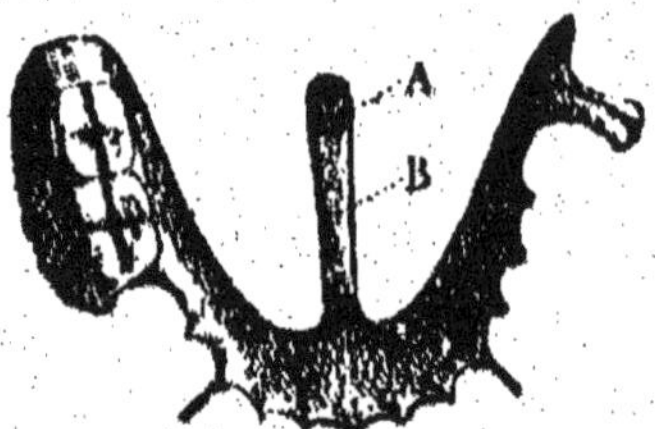

Appareil dentaire.

A, anneau servant à fixer la langue au prolongement B.

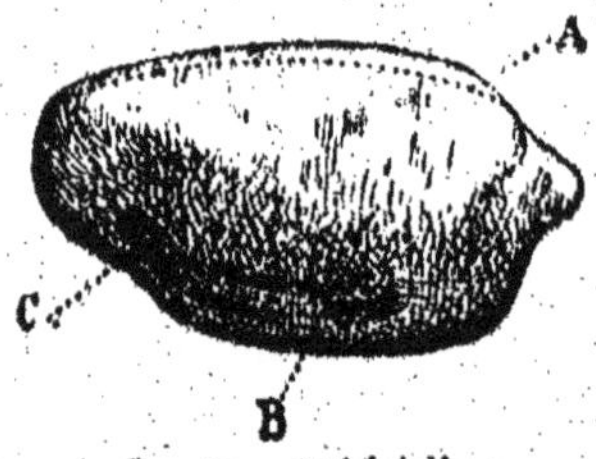

Langue artificielle.

A, face supérieure. — B, face inférieure. — BC, rainure où s'introduit le prolongement B de la figure précédente.

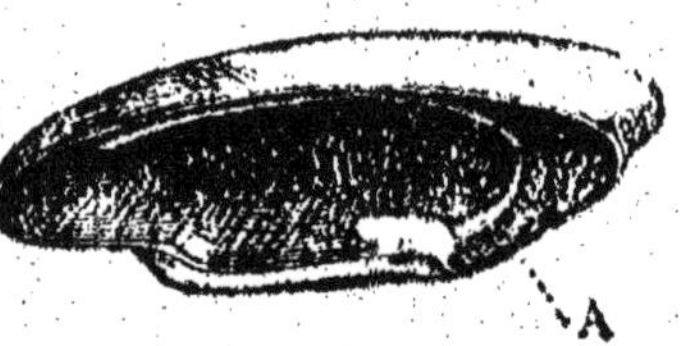

Langue munie d'un ressort en caoutchouc durci A.

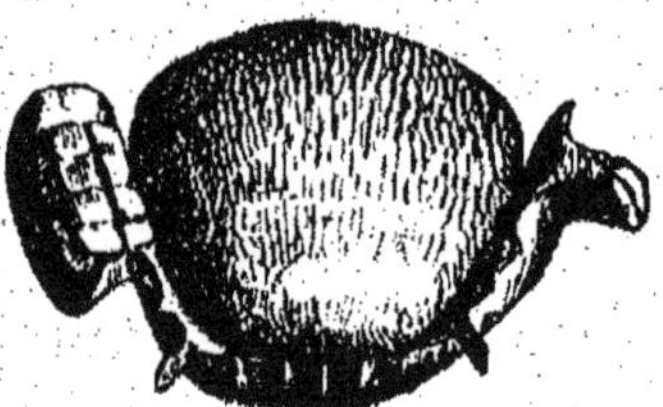

Langue en place.

Les deux pièces sont réunies.

sur le plancher buccal, et d'obéir aux mouvements qui lui sont imprimés par les muscles sus-hyoïdiens. Par ce moyen, les mouvements sont transmis par le liquide à tout l'appareil, et permettent même au malade de projeter en dehors de la cavité buccale sa langue artificielle.

« La face inférieure de la langue est creusée d'une rainure dans laquelle s'engage le prolongement de l'appareil dentaire. A l'extrémité de la rainure est un anneau qui sert à obturer l'orifice par lequel on introduit le liquide, et qui se réunit à l'anneau du dentier artificiel.

« Enfin, dans certains cas où les muscles du plancher buccal ont été fortement intéressés, ils ne communiquent que peu de mouvements à la langue artificielle, et de ce fait, la prononciation est moins bonne. Aussi, pour faciliter l'articulation des linguales, avons-nous placé dans l'intérieur de la langue un ressort très faible, en caoutchouc durci, qui lui permet de s'appliquer contre le palais.

« Par cette disposition, le liquide contenu dans la langue n'ayant plus à soulever la paroi supérieure de celle-ci, devient extrêmement mobile; le moindre mouvement fait porter la langue d'un côté ou de l'autre, et cette motilité est très favorable à l'usage auquel sont destinés ces appareils.

« Le volume de ces langues artificielles peut être modifié, suivant qu'on introduit dans leur intérieur une quantité de liquide plus ou moins grande. »

OBSERVATIONS

I. Cas de Poncet *(loc. cit.)*.

Ainsi construite, la langue artificielle de M. Martin a été uti-
lisée pour la première fois en 1888, pour trois malades atteints de
cancer de la langue et opérés par M. le professeur Poncet, dans
son service à l'Hôtel-Dieu.

Ces trois malades ont été opérés par la voie buccale, après ligature préalable des deux linguales.

L'un d'eux (celui dont nous avons déjà cité l'observation, v. page
31 et 41) a fait l'objet d'une leçon du professeur Poncet, pu-
bliée dans la *Province médicale* du 10 juin 1888, et recueillie par
M. Vallas, alors prosecteur à la Faculté :

« Grâce à cet appareil, M. V..., ne perd plus sa salive; il avale
aisément comme tout le monde; il n'envole plus, suivant son
expression vulgaire, des postillons lorsqu'il parle. Il mange plus
facilement et peut même tendre en partie la langue au dehors,
mouvement que vous expliquez, si vous tenez compte de ce fait,
que la sangle mylo-hyoïdienne n'a pas été intéressée lors de l'opération, et que la contraction du mylo hyoïdien propulse en avant le
plancher buccal.

« Au point de vue esthétique et surtout fonctionnel, M. Martin a
donc rendu un grand service à ce malade. La langue nouvelle ne
modifie pas notablement en mieux la prononciation; mais il faut
remarquer que le malade la porte depuis peu de temps ; qu'il y a
là une question d'éducation et que des perfectionnements seront
certainement apportés à ces tentatives, déjà si heureuses de prothèse linguale.

« Quant au reproche qu'on pourrait faire à cet appareil, de
favoriser la récidive par l'irritation qu'il produit, nous le croyons,

dans l'espèce, peu fondé : car l'appareil s'applique très bien et n'exerce que de très légers frottements.

« M. V..., qui se faisait souvent entendre dans les réunions publiques, a pu y retourner et prendre la parole. »

Ce malade est mort quelques mois après.

Un deuxième est mort au bout de quatre mois, et le troisième était encore vivant et jouissait de son appareil dix mois après l'opération.

II. CAS DE VALLAS

P... Claude, quarante-sept ans, tisseur (v. p. 45).

Le malade, opéré le 8 avril 1897, est muni, vers le milieu de mai, d'une langue artificielle par M. Martin et quitte le service.

Nous le revoyons le 7 août, c'est-à-dire quatre mois après l'opération.

Comme état local : il n'y a pas de récidive dans la cicatrice du plancher buccal ; mais nous constatons aussitôt l'envahissement des ganglions sous-angulo-maxillaires droits, dont M. Vallas pratique l'ablation dans les jours qui suivent.

L'état général est bon. Le malade n'a pas été pesé au moment de l'opération, mais il estime qu'il a pris au moins 5 ou 6 kilogrammes depuis cette époque.

Au point de vue fonctionnel, nous faisons les constatations suivantes :

1° *Le goût* n'a évidemment rien gagné à la prothèse linguale.

2° *Mastication et déglutition*. — Tous les liquides passent facilement, pris par n'importe quel procédé : c'est dire que le sujet boit au verre comme une personne normale.

Depuis qu'il est pourvu de sa langue artificielle, il avale mieux sa salive ; il mange aussi plus facilement les purées de légumes et la viande hachée.

Quant aux aliments solides proprement dits, il n'en mange à peu près pas ; les mouvements de la langue sont insuffisants pour pousser les aliments à gauche et à droite entre les arcades dentaires, elle joue donc surtout le rôle d'un corps étranger qui facilite le glissement du bol alimentaire vers le pharynx et s'oppose à la stagnation sur le plancher buccal des débris d'aliments. En effet, il n'en reste à peu près pas après la déglutition ; si bien que le sujet, au lieu de les retirer avec ses doigts comme il le faisait auparavant, s'en débarrasse sans peine en crachant à terre.

3° *La parole.* — De son propre aveu, le malade parle plus distinctement depuis qu'il a sa langue de caoutchouc.

Nous avons pu d'ailleurs nous en convaincre, en le soumettant à une nouvelle épreuve.

Les voyelles et les diphtongues sont parfaitement nettes.

Consonnes :

Consonnes de la première région :

LETTRES	MOTS	PRONONCIATION
b.	Bébé.	Bonne.
f.	Fameux ; Saint-Estèphe.	—
m.	Pomme.	—
p.	Papillon.	—
v.	Verveine, conserve.	—

Consonnes de la deuxième région :

LETTRES	MOTS	PRONONCIATION
d.	Diday.	Diday (très nettement).
t.	Tintamare.	teintçamare.
s.	Sassafras.	(Bonne).
z.	Zézayer.	—
ch.	Cheval.	—
l.	Lalo ; aiguille.	La-o ; aigui-o.

Consonnes de la troisième région :

LETTRES	MOTS	PRONONCIATION
c.	Capitaine, quiconque.	Capitaine ; quiconque (très bien).
g.	Gargarisme.	Zarzarisme.
j.	Japon.	Zjapon.
r.	Rarissime.	(Bonne).
n.	Nénuphar.	—
œ.	Cadix, Xavier.	Cadix ; Xavier (presque très bien).

Consonne de la quatrième région : h, *bien aspirée.*

Pour mieux faire ressortir le progrès réalisé par la prothèse linguale, nous rapprochons dans un tableau d'ensemble les résultats de nos examens sur :

1° B... Joseph (pas de prothèse).

2° P... Claude (avant la prothèse).

3° P... Claude (après la prothèse).

Ce rapprochement n'est pas purement fantaisiste, car, ayant convoqué les deux opérés le même jour (7 août), nous avons pu non seulement les comparer sans peine, mais leur permettre à eux aussi cette comparaison, si bien qu'à la suite de cette séance, B..., convaincu par ses propres yeux de l'utilité de la langue artificielle, demandait instamment qu'on lui en fît une. Seul l'état de la cicatrisation empêcha de le satisfaire.

	B. (pas de prothèse).	P. (avant la prothèse).	P. (après la prothèse).
I. Goût.	PERCEPTION IDENTIQUE DES SAVEURS	PERCEPTION IDENTIQUE DES SAVEURS	PERCEPTION IDENTIQUE DES SAVEURS
II. Mastication . . . Déglutition . . .	Nulle. . . . . Possible pour : liquides potages purées de légumes Rejet de la tête en arrière ; parfois pénétration dans la glotte et toux. . . . . Séjour de débris alimentaires.	Nulle. . . . . Aucun aliment solide. . . . Rejet de la tête. . . . . . Réflexe de la toux. . . . . Débris alimentaires	Presque nulle. Possible pour : légumes et viande hachée. Ne rejette presque plus la tête. Jamais de toux. A peu près plus de débris alim.
III. Parole. . . .	$d = z$. . . . . . . $t = c$ . . . . . . $l = l$ (a peu près bien). $c, k, q = c$ ou h aspiré. . $g = z$. . . . . . . $j = j$. . . . . . $x = sse$	$d = z$. . . . . . . $t = c$. . . . . . . $l =$ supprimée . . . $c, k, q = c$ ou h aspiré. . $g = z$. . . . . . . $j = zj$. . . . . . $x = sse$.	$d = d$ (très nettement). $t = tc$ $l =$ supprimé. $k = k$ (très bien). $g = z$ $j = zj$ $x = x$ (presque très bien).

D'après ce tableau, la prothèse a produit les résultats suivants :

1° Le *Goût* n'a pas été modifié ;

2° La *Déglutition* a gagné beaucoup, attendu que le sujet avale les légumes et la viande hachée, toujours sans tousser, sans presque rejeter la tête en arrière et sans être incommodé par les débris alimentaires qui ne séjournent plus sur le plancher buccal ;

3° La *Parole* est aussi en progrès ; le sujet a gagné trois lettres : *d*, *c* et *x* ; le *t* est aussi mieux prononcé. Seul, le *g* est toujours prononcé comme *x*, et l'*l* est radicalement supprimé.

Ce cas est donc très en faveur de la prothèse ; moins encore cependant que celui du professeur Poncet, et cela tient sans doute à la différence des procédés opératoires.

Le malade opéré par Poncet « mange plus facilement, et même peut tendre une partie de la langue au dehors ». C'est qu'opéré par la voie buccale, il possédait absolument intacte sa sangle mylo-hyoïdienne, dont les contractions assuraient à la langue artificielle une suffisante mobilité.

Le malade de Vallas, au contraire, ne remue que faiblement la langue : c'est que dans la méthode d'amputation trans-hyoïdienne, on pratique l'effraction du plancher buccal, sur une faible étendue sans doute, mais encore assez pour avoir un peu de tissu cicatriciel, qui diminue la contractilité de la sangle.

Est-ce une raison pour rejeter cette méthode ? Loin de là.

Nous ne parlons pas des méthodes sous-mentales, où l'on pratique l'incision de la sangle sur toute sa longueur.

Après guérison, l'immobilité du plancher buccal et, par suite, de la langue, est absolue.

Quant à la voie buccale, et nous nous sommes déjà expliqué à ce sujet, nous croyons qu'elle ne donne pas un jour suffisant pour une amputation totale, même au prix de délabrements redoutables (section du maxillaire), et que, dans les tumeurs reculées, de la base de la langue, l'opération est souvent incomplète.

D'un côté, bon résultat fonctionnel, mais chances de récidive rapide; — de l'autre, résultat fonctionnel un peu moindre, mais opération complète : le choix ne paraît pas douteux.

CONCLUSIONS

I. Après l'amputation totale de la langue :

1° Le *Goût*, d'abord à peu près supprimé, reparaît progressivement, jusqu'à une limite variable, mais toujours suffisante pour les besoins de l'alimentation.

2° La *Mastication* est supprimée.

La *Déglutition* est facile pour les liquides et les potages ; possible pour les purées, les bouillies de pain et de viande hachés avec quelques difficultés (rejet de la tête en arrière), quelques accidents (pénétration dans la glotte, et toux) et quelques inconvénients (séjour de débris alimentaires sur le plancher buccal).

Nulle pour les solides.

En somme, la nutrition est suffisante, puisque les malades engraissent.

3° La *Parole* est gênée, mais parfaitement compréhensible. Les lettres sacrifiées sont surtout :

$$d, t, l, c, g, x.$$

II. La prothèse linguale rend service aux opérés. Outre le côté esthétique et l'influence morale, ils y gagnent :

1° Pour le *Goût* : rien.

2° Pour la *Mastication* et la *Déglutition* : l'usage plus facile des purées et bouillies de viande ; la suppression presque complète de la toux, du rejet de la tête, et du séjour de débris alimentaires dans la bouche.

Dans les cas heureux où la langue est mobile, les opérés pourraient mâcher les aliments solides.

3° Pour la *Parole* : quelques consonnes ; dans notre cas, *d*, *t*, *c*, et *x*.

III. L'amputation par la voie trans-hyoïdienne est le procédé de choix, même quand on doit faire de la prothèse : les méthodes buccales risquent d'être incomplètes, et les méthodes sous-mentales nuisent au résultat fonctionnel.

IV. L'amputation totale suivie de prothèse n'est pas un pis-aller : la condition faite aux malades est tolérable.

BIBLIOGRAPHIE

Annandale, British med. journ., London, 1875.

Aurran, Elinguis feminæ liquela, Argentinæ, 1766.

Boddington, Philos. trans., London, 1732-44, i 126 130.

Bonami, Journal de méd., pharm., etc., Paris, 1765.

Butlin, Maladies de la langue, Londres, 1885 (traduc. Aigre, Paris, 1889).

Clarke, A treatise on the Diseases of the tongue, London, 1873.

De Jussieu, Manière dont une fille sans langue, etc... (Hist. de l'Acad. roy. de méd. de Paris).

Ehrmann, Clinique chirurg. Czerny, Heidelberg, 1894.

Erichsen, British med. Journ., 1869.

Etiévant, L'ostéotomie de l'os hyoïde et la pharyngotomie trans-hyoïdienne de Vallas (Gaz. des hôpitaux, 25 septembre 1897).

Ferrant, Revue de thérapeut., méd., chir., Paris, 1878.

Gant, Lancet, 1873.

Humbert, Alimentation artificielle après les opérations sur la langue, Paris, 1881.

Landi, Lo Sperimentale, tomo XXXVII, 1876.

Landois, Physiologie.

Louis, Mém. de l'Acad. roy. de chir., Paris, 1774.

Nunneley, British med. Journ., 1866.

Paget, Lancet, 1867.

Poncet, Province médicale, 16 juin 1888.

Schläpfer, thèse inaug., Zurich, 1878.
Schulten, Rev. chirurg. allem., 1893, v. 35.
Syme, Lancet, 1805.
Thiéry, Archiv. für klin. Chir., XXXII.
Vallas, Compte rendu de la Société de chirurgie de Lyon (Province médicale, 3 juillet 1897).
Whitehead, Lancet, 1878.
Wölfler, Archiv. de clin. chir., vol. XXVI.

TABLE DES MATIÈRES

Lyon. — Imp. Pitrat Aîné, A. Rey Successeur, 4, rue Gentil. — 16366

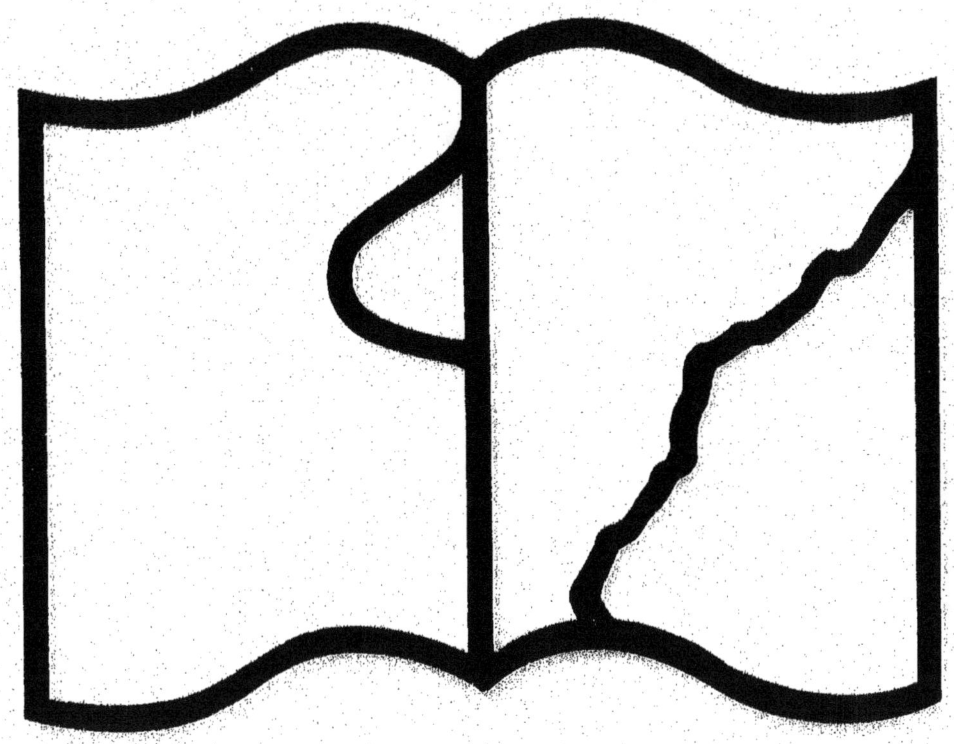

Texte détérioré — reliure défectueuse

NF Z 43-120-11

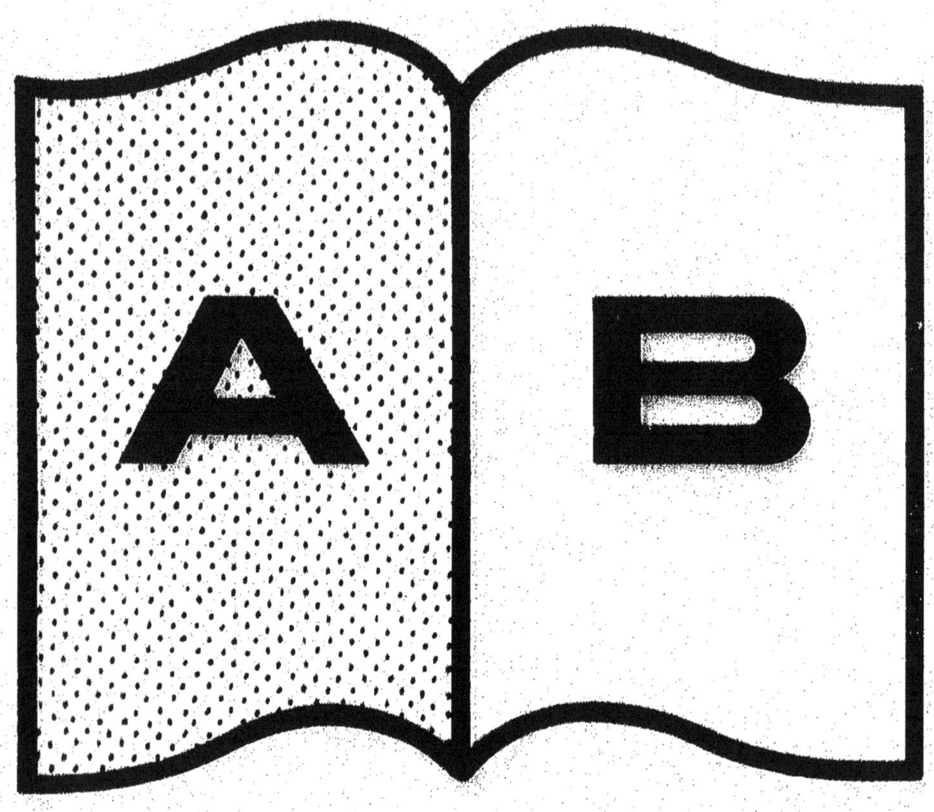

Contraste insuffisant

NF Z 43-120-14